幼儿园岗位工作必备丛书

幼儿园保健医工作指南

王　梅 主审

刘　妤　闫学明 主编

Youeryuan

Baojianyi

Gongzuo

Zhinan

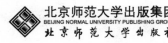

北京师范大学出版集团
BEIJING NORMAL UNIVERSITY PUBLISHING GROUP
北京师范大学出版社

图书在版编目（CIP）数据

幼儿园保健医工作指南/刘妤，闫学明主编. —北京：北京师范大学出版社，2017.1（2023.6重印）

（幼儿园岗位工作必备丛书）

ISBN 978-7-303-20419-9

Ⅰ.①幼…　Ⅱ.①刘…　②闫…　Ⅲ.①幼儿园-卫生保健-指南　Ⅳ.①R175-62

中国版本图书馆 CIP 数据核字（2016）第 091292 号

图书意见反馈　gaozhifk@bnupg.com　010-58805079
营销中心电话　010-58802181　58805532

出版发行：北京师范大学出版社　www.bnup.com
　　　　　北京市西城区新街口外大街 12-3 号
　　　　　邮政编码：100088
印　　刷：保定市中画美凯印刷有限公司
经　　销：全国新华书店
开　　本：787 mm×1092 mm　1/16
印　　张：11.25
字　　数：203 千字
版　　次：2017 年 1 月第 1 版
印　　次：2023 年 6 月第 13 次印刷
定　　价：25.00 元

策划编辑：罗佩珍　　　　　　责任编辑：齐　琳　张凌敏
美术编辑：焦　丽　　　　　　装帧设计：焦　丽
责任校对：陈　民　　　　　　责任印制：马　洁

——— 编委会 ———

前　言

随着社会的发展、时代的进步，幼儿园教育越来越注重儿童综合素质的培养与提升。《幼儿园教育指导纲要（试行）》明确指出："幼儿园必须把保护幼儿的生命和促进幼儿的健康放在工作的首位。"因此，卫生保健工作不仅仅作为幼儿园的后勤保障而存在，更应该走向台前，更多地亲近儿童、贴近教育、保教结合，了解儿童的身心发展特点和需求，给出科学、专业的指导。基于以上考虑，为了更好地规范幼儿园的卫生保健工作，提升幼儿园卫生保健工作的质量和水平，我们编写了这本《幼儿园保健医工作指南》。

本书根据《托儿所幼儿园卫生保健管理办法》《托儿所幼儿园卫生保健工作规范》和《3—6 岁儿童学习与发展指南》编写而成，共计六章。前五章对幼儿园卫生保健工作、保健医一日工作流程、卫生保健常规工作、托幼机构卫生保健人员专业技能、卫生保健中的保教结合等有关保健医基本要求、保健室标准、儿童营养和膳食、儿童健康管理、卫生保健人员的专业技能、健康教育等内容做了较为全面、系统、规范的阐述，并附以生动的案例说明和解析；第六章则以流程图的形式，生动、直观地呈现了幼儿园保健医的重点专项工作程序。因此，本书具有较强的指导性、实用性和可操作性，既为在岗的保健医拓展了工作思路，提供了丰富、可行的方法，又为即将成为保健医的朋友们提供了专业的指导和参考，还可作为各类托幼机构园长、保健人员、保育人员、炊事人员以及妇幼保健机构负责托幼园所卫生保健的管理人员的岗位培训教材及辅助用书。

在编写过程中，本书编者们本着科学、严谨的态度，注重规范性、实用性与指导性相结合，力图使读者能够全面了解幼儿园卫生保健特别是幼儿园保健医的工作规范，科学、专业地开展卫生保健工作。同时，我们也希望读者在未来的卫生保健工作中不断丰富工作内涵，在管理工作中实现由事务型向管理型的转变，追求卫生保健工作管理效益的最大化，进而有效提高幼儿一日生活质量，全面促进幼儿身心健康发展。

参与本书编写的人员包括北京市西城区妇幼保健院多年来从事儿童保健特别是集体儿童保健的医务人员，以及有着丰富工作经验的北京市西城区棉花胡同幼儿园保健医生。贾艳红、崔洁、张晓文、王娟以及赵丽华分别负责第一章、第二章和第五章、第三章、第四章以及第六章的编写。本书的编写还得到了辖区内部分幼儿园的大力支持与帮助，参考、借鉴了已有卫生保健管理经验，在此一并对大家致以深深的谢意。

在本书完成之际，还要诚挚感谢北京师范大学出版社编辑罗佩珍老师，在罗佩珍老师的支持与帮助下，本书才能得以顺利出版。

由于水平有限，尽管我们做了很多工作，但不足之处在所难免，恳请广大读者批评指正。

编者

2016 年 8 月

目　　录

目
录

幼
儿
园
保
健
医
工
作
指
南

目录

第一章　幼儿园卫生保健工作概述

幼儿园卫生保健工作的主要任务是保教结合，贯彻预防为主的方针，为集体儿童创造良好的生活环境，预防控制传染病，降低常见病的发病率，培养健康的生活习惯，保障儿童身心健康。本章将向大家介绍幼儿园卫生保健、幼儿园保健医及幼儿园卫生室（保健室）的基本知识（图1-1）。

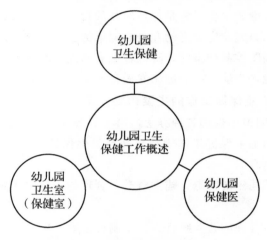

图1-1　第一章内容结构图

第一节　幼儿园卫生保健

一、幼儿园卫生保健工作的重要性

儿童是祖国的未来，儿童的身心健康直接关系到民族的素质、国家的发展、经济的繁荣、社会的稳定乃至家庭的和谐。幼儿阶段是儿童健康发展的重要阶段，由于此时大部分儿童已走入幼儿园，因此，做好幼儿园卫生保健工作十分重要。

①儿童的生长发育特点决定了幼儿园必须开展卫生保健工作。幼儿园卫生保健的对象是正在发育和成长中的学龄前儿童，他们正处于生长发育的关键时期，生长发育迅速，神经心理在不断地发展，而全身各器官的生理功能尚不够完善，生理和心理发展的可塑性大，机体的免疫功能低下，适应外界环境的能

力和抵抗疾病的能力较差，容易感染疾病。

②幼儿园阶段是幼儿行为习惯形成的关键期。在幼儿园阶段，儿童的身体形态结构还没有定型，其行为习惯与个性也正在逐步形成，幼儿园卫生保健就是要防止和消除有损幼儿健康、不利于幼儿生长发育的各种因素，创造良好的生活环境，促进幼儿健康成长。

③儿童在集体生活条件下相互密切接触，如果疏于管理容易引起疾病的传播和流行。因此，幼儿园卫生保健工作必须贯彻预防为主的方针，认真做好各项卫生保健工作，才能保证儿童健康成长。

二、幼儿园卫生保健工作的主要任务

幼儿园卫生保健的主要任务是保障幼儿的身心健康，根据幼儿的生理特点和生长发育规律，研究制定促进幼儿身心健康的卫生要求与措施，贯彻预防为主的工作方针，预防控制传染病，降低常见病的发病率，为在园儿童创造良好的学习和生活环境，为幼儿身心健康发展打下良好的基础。

三、幼儿园卫生保健工作的主要内容

《托儿所幼儿园卫生保健管理办法》第十五条规定："托幼机构应当严格按照《托儿所幼儿园卫生保健工作规范》开展卫生保健工作。"托幼机构卫生保健工作包括以下内容。

①根据儿童不同年龄特点，建立科学、合理的一日生活制度，培养儿童良好的卫生习惯。

②为儿童提供合理的营养膳食，科学制订食谱，保证膳食平衡。

③制订与儿童生理特点相适应的体格锻炼计划，根据儿童年龄特点开展游戏及体育活动，并保证儿童户外活动时间，增进儿童身心健康。

④建立健康检查制度，开展儿童定期健康检查工作，建立健康档案。坚持晨检及全日健康观察，做好常见病的预防，发现问题及时处理。

⑤严格执行卫生消毒制度，做好室内外环境及个人卫生。加强饮食卫生管理，保证食品安全。

⑥协助落实国家免疫规划，在儿童入托时应当查验其预防接种证，未按规定接种的儿童要告知其监护人，督促监护人带儿童到当地规定的接种单位补种。

⑦加强日常保育护理工作，对体弱儿进行专案管理。配合妇幼保健机构定期开展儿童眼、耳、口腔保健，开展儿童心理卫生保健。

⑧建立卫生安全管理制度，落实各项卫生安全防护工作，预防伤害事故的发生。

⑨制订健康教育计划，对儿童及其家长开展多种形式的健康教育活动。

⑩做好各项卫生保健工作信息的收集、汇总和报告工作。

四、幼儿园卫生保健工作的管理

（一）管理机构及其职责

1. 卫生行政部门

《托儿所幼儿园卫生保健管理办法》第四条明确规定："县级以上各级人民政府卫生行政部门应当将托幼机构的卫生保健工作作为公共卫生服务的重要内容，加强监督和指导。县级以上各级人民政府教育行政部门协助卫生行政部门检查指导托幼机构的卫生保健工作。"

卫生部妇幼健康部负责监督和指导全国托幼机构卫生保健工作，负责组织制定《托儿所幼儿园卫生保健工作规范》。各级人民政府卫生行政部门都设有妇幼保健职能部门，具体负责辖区内托幼机构卫生保健工作，在教育部门的配合下开展组织培训、调查研究、收集信息资料、卫生评估、分级分类验收等各项工作。结合本地区实际情况制订集体儿童保健工作的目标、方针、政策和监督管理实施计划，并将有关信息向上一级卫生行政部门反馈。

2. 妇幼保健机构

《托儿所幼儿园卫生保健管理办法》第五条规定："县级以上妇幼保健机构负责对辖区内托幼机构卫生保健工作进行业务指导。业务指导内容包括：膳食营养、体格锻炼、健康检查、卫生消毒、疾病预防等。"

托幼机构的卫生保健工作是妇幼保健机构的公共卫生职责。妇幼保健机构设置集体儿童保健科，有专人负责托幼机构卫生保健管理工作，协助卫生行政主管部门定期对托幼机构进行业务指导和监督。

（二）管理内容

1. 制订工作计划

制订本辖区托幼机构卫生保健工作规划、年度计划并组织落实。

2. 建立例会制度

建立专业例会制度，定期组织召开托幼机构卫生保健工作例会，交流信息，研讨工作，介绍工作经验，部署工作任务，培训新知识、新技术，加强横向联系，提高工作质量。

3. 定期开展监督指导

有计划地深入幼儿园进行卫生保健工作的监督指导，检查保健制度的执行情况并协助解决有关的业务疑难问题。

4. 培训卫生保健知识

对托幼机构的卫生保健人员进行岗前培训及考核，对在岗托幼机构卫生保健人员定期进行疾病预防、卫生消毒、传染病防治、膳食营养、食品卫生等业务培训，举办业务讨论、知识培训，提高托幼机构卫生保健人员的理论水平和实践技能。

5. 组织交流活动

每年组织一次相关知识的经验交流和现场观摩活动，以示范幼儿园为基地，对各项卫生保健工作进行总结经验，以点带面，逐步提高业务水平。

6. 检查评估

协助教育部门定期进行检查评估或分级分类验收，对不达标的园所提出整改意见，并督促限期改正。对新申请办园的幼儿园进行卫生保健评价，合格者颁发招生前卫生保健评价报告，有效期一年；对已取得资格的幼儿园每三年进行一次卫生保健评价，合格者颁发卫生保健评价报告，并将结果上报卫生行政部门。

7. 信息管理

收集辖区内托幼机构卫生保健工作和生长发育、传染病、常见病等信息，了解园内儿童健康状况。

第二节　幼儿园保健医

一、职业特点

保健医是幼儿园保育工作的总监，在幼儿园工作中起着至关重要的作用。高质量的幼儿园卫生保健工作要求保健人员不仅要有爱心（爱本职工作、爱孩子、爱家长），同时还要具有较高的专业技术技能和管理水平（组织、沟通、协调、应急处理能力），熟悉幼儿园卫生保健常规工作，充分利用卫生保健业务知识，协助园长组织实施有关卫生保健方面的法规、规章和制度，配合园长协调各部门卫生保健常规工作的落实并监督执行，从而有效提高幼儿的一日生活质量，对全园幼儿身体健康负责，可见，优秀的保健医是具备高素质的复合型人才。

（一）服务的专业性

保健医必须具有专业的儿童保健知识，才能做好幼儿园卫生保健工作，因此，保健医具有服务的专业性。幼儿园卫生保健内容广泛，要根据幼儿身心特点进行相应的卫生保健专业管理，包括平衡膳食、卫生防病、体格锻炼、卫生消毒、传染病预防与控制、健康教育，要通过流行病学等专业知识开展儿童健康监测、疾病调查，以采取相应的卫生保健措施。因此，幼儿时期卫生保健服务的专业性是非常重要的。

（二）学科的广泛性

幼儿园卫生保健工作具有多学科及跨学科的广泛性。幼儿保健要求高，涉及面广，保健医不仅要有丰富的医学知识，还要十分了解幼儿的心理发育特点。此外，家长对保健医的期待值高，要求也高，因此，保健医自身水平的提高也是十分重要的。幼儿园卫生保健工作不仅与儿科学相关，还与营养学、教育学、心理学、社会医学密切相关。只有各学科之间相互渗透，才能做好幼儿园卫生保健工作。这就要求保健人员要不断进行专业培训，接受妇幼卫生保健部门的监督检查，持续改进工作，提高专业素养，这样才能不断提升幼儿园卫生保健工作水平。

（三）工作的社会性

保健医的工作是社会性很强的工作，社会环境对幼儿卫生习惯的养成和培养起到了十分重要的作用，幼儿园卫生保健工作必须得到广大群众和社会各阶层人士的充分理解和大力支持。我们采取多种形式向社会、家庭、父母进行科学育儿及防病的知识宣传，使群众了解幼儿生长发育、儿童健康行为与儿童疾病的关系，减少不良卫生习惯，培养健康生活方式，提高群众自我保健能力，配合保健医开展幼儿卫生保健的相关工作。

（四）联系的多样性

幼儿园卫生保健工作要通过多种联系和沟通形式来实现。首先，卫生保健工作要和教育相结合，在教育过程中实施卫生保健，做到保中有教、教中有保、保教结合。其次，幼儿园卫生保健工作需要全体工作人员的共同努力，幼儿园卫生保健工作不仅是保健医的工作，还需要保育员、厨师、教师、门卫、保安等全体人员共同配合。最后，幼儿园卫生保健工作需要得到家庭配合，家庭也是幼儿生活的环境，家园配合才能承担起维护和增进幼儿健康及成长的重任。

（五）实践的具体性

保健医的工作是实践性很强的工作，而且非常具体。例如，负责全园儿童及职工的健康管理工作；全面了解儿童生长发育情况，配合家长管理儿童健康问题；负责儿童每一天在幼儿园的生活及健康问题，及时发现疾病，处理突发的传染病防控事宜，关照体弱儿成长；指导食堂的膳食管理工作；传授健康知识；关注儿童在园的安全；监测儿童体质，加强儿童体格锻炼管理；做好儿童健康的信息化管理及档案管理等。

二、配备及要求

（一）卫生保健人员的配备

《托儿所幼儿园卫生保健管理办法》第十二条要求："托幼机构卫生保健人员应当按照收托150名儿童至少设1名专职卫生保健人员的比例配备卫生保健人员。收托150名以下儿童的，应当配备专职或者兼职卫生保健人员。"

《关于加强托幼机构卫生保健工作的通知》（京卫老妇幼字〔2013〕16号）文件要求："托幼机构应当根据接收儿童的数量配备卫生保健人员。按照日托园（所）每收托100名儿童，全托园（所）每收托50名儿童至少设1名专职卫生保健人员的比例配备卫生保健人员。日托园（所）100名儿童以下，全托园（所）50名儿童以下，设1名专职或者兼职卫生保健人员。"

（二）卫生保健人员的要求

幼儿园应当聘用符合国家规定的卫生保健人员，卫生保健人员包括医师、护士和保健员。在卫生室工作的医师应当取得卫生行政部门颁发的医师执业证书，护士应当取得护士执业证书；在保健室工作的保健员应当具有高中以上学历，经过卫生保健专业知识培训，具有托幼机构卫生保健基础知识，掌握卫生消毒、传染病管理和营养膳食管理等技能。

①卫生保健人员应当定期接受当地妇幼保健机构组织的卫生保健专业知识培训。保健人员上岗前应接受岗前培训并取得托儿所幼儿园保健人员上岗合格证，并定期接受卫生部门的卫生保健知识培训，每年到区妇幼保健机构进行登记注册。

②卫生保健人员应对托幼机构内的工作人员进行卫生知识宣传教育、疾病预防、卫生消毒、膳食营养、食品卫生、饮用水卫生等方面的具体指导。

③卫生保健人员应根据幼儿园情况建立卫生保健制度（一日生活制度、膳食管理制度、体格锻炼制度、卫生消毒制度、入园及定期健康检查制度、传染病预防与管理制度、常见病管理制度、儿童伤害的预防制度、健康教育制度、卫生保健资料管理制度）。

三、工作职责

保健医的工作职责是负责协助园长组织实施有关卫生保健方面的法规、规章制度并检查监督执行，具体职责有如下几个方面。

①在园长领导下，按保健部门要求，制订园所卫生保健工作计划，监督检查各项计划的落实情况。

②严格执行儿童入园及定期健康检查工作，认真做好晨检，深入各班巡视，发现问题及时处理，加强对体弱儿童的管理及患病儿童的全天观察工作。

③管理好儿童膳食，每周制定带量食谱，均衡营养，保证按量供给；定期做营养计算并分析，指导炊事人员做好饮食卫生及餐具消毒工作。

④做好儿童的体格发育测量及评价工作。

⑤负责儿童全日健康观察，及时发现儿童的异常征象，通知家长或护送至医院诊治；积极采取措施预防儿童意外伤害以及伤害的紧急处理。

⑥做好传染病的管理，发现传染病要及早隔离、早报告、早治疗，加强隔

离室病儿的护理；做好传染病所发生班级的消毒、隔离、检疫工作，并协助疾病预防控制部门完成各项免疫接种工作。

⑦负责组织工作人员每年体检及新上岗人员体检，合格后方能就职；发现工作人员患有某种疾病不宜留园工作的，应及时报告园长并给予调离。

⑧负责检查园内环境卫生及安全的工作，发现伤害隐患，及时采取措施，避免发生事故。

⑨填写各项保健记录表格，积累资料，做好各项统计分析和上报工作。

⑩宣传卫生知识，组织保教人员学习卫生保健知识，定期向家长宣传卫生防病知识，指导保教人员做好体格锻炼工作。

第三节　幼儿园卫生室（保健室）

一、幼儿园卫生室（保健室）标准

《托儿所幼儿园卫生保健管理办法》第十条规定："托幼机构应当根据规模、接收儿童数量等设立相应的卫生室或者保健室，具体负责卫生保健工作。卫生室应符合医疗机构基本标准，取得卫生行政部门颁发的《医疗机构执业许可证》。保健室不得开展诊疗活动，其配置应当符合保健室设计基本要求。"

①保健室面积不少于 12 m²，保健室有观察床、桌椅、药品柜、资料柜、流动水或代用流动水的设施。

②配备有儿童体重计（杠杆式）、身高坐高计（3 岁以下卧式身长计）、灯光对数视力箱、体温计等设备。

③配备有卫生消毒设备、常用消毒液、紫外线消毒灯。

④应配备档案资料室。

二、幼儿园卫生室（保健室）的工作制度

幼儿园的卫生保健制度是保证幼儿健康成长，防止和控制传染病发生或在园内传播的基本措施。《幼儿园教育指导纲要（试行）》提出，幼儿园工作要"保教并重"。因此，幼儿园必须建立并严格执行各项卫生保健制度。

①认真贯彻落实国家有关托儿所幼儿园卫生保健工作的相关规范，制订适合本园实际的卫生保健工作制度和年度工作计划，定期检查各项卫生保健制度的落实情况。

②严格执行工作人员和儿童入园及定期健康检查制度。坚持晨检及全日健康观察工作，深入各班巡视。做好儿童转园健康管理工作。

③加强幼儿园的传染病预防工作，配合有关部门按时完成各项预防接种工作。发现传染病要早隔离、早报告、早治疗。指导保育员做好园内环境卫生、

各项日常卫生、消毒工作。

④积极指导教师开展适合儿童年龄特点的体格锻炼和生活护理。严格执行食品安全工作要求，负责全园儿童的膳食管理、膳食卫生，为儿童提供符合营养要求的平衡膳食。

⑤定期开展儿童生长发育监测和五官保健，将儿童体检结果反馈给家长，对体检中发现的问题及时督促家长带儿童矫治。

⑥定期组织教师和保健员进行卫生保健知识、公共卫生知识的培训和指导工作。积极开展健康教育，做好常见疾病的预防与管理工作，采取有效措施预防儿童伤害。

⑦按时参加妇幼保健机构召开的工作例会，并接受业务培训与指导。

⑧根据妇幼保健机构的工作要求，完成各项卫生保健工作记录的填写工作，做好各项卫生保健工作记录的填写和各种统计分析的工作，并将数据按要求及时上报。

第二章　保健医一日工作流程

保健医的工作忙碌而繁杂，合理安排好一日工作流程有助于卫生保健工作高效、规范地落实。这一章将与大家分享保健医一日工作的流程（图 2-1）。本章仅从文字上对卫生保健工作进行解释，具体流程图解参见第六章。

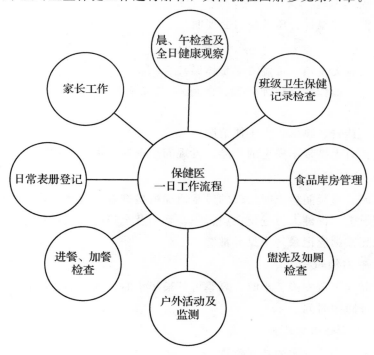

图 2-1　第二章内容结构图

第一节　晨、午检查及全日健康观察

一、晨间检查

（一）目的

①了解儿童健康状况，早期发现异常并及时处理，保证在园儿童的健康。

②把好入园第一关，预防传染病。

③与家长面对面地交流、沟通幼儿日常健康状况及保健相关事项。

（二）要求

1. 人员要求

晨间检查工作可根据本园实际情况，采取保健医检查、班上教师检查或两者相结合的方式。不论选择哪种方式，均由保健医负责巡诊，发现问题及时处理。

2. 着装要求

晨间检查人员按园所制度着装，检查前应先洗手。

3. 物品要求

手电筒、体温计、压舌板（必要时）。

（三）内容

一摸：有无发热（可疑者测量体温）。

二看：一般情况（精神状态、面色），传染病早期表现（咽部、皮肤有无皮疹等）。

三问：饮食、睡眠、大小便情况。

四查：有无携带不安全的物品，发现问题迅速处理。

（四）登记制度

对在园儿童晨间检查时发现的异常情况由检查者负责登记，教师登记在交接班登记册上，保健人员登记在晨、午、晚检及全日健康观察登记册上，如当日未发现异常则应记录"未见异常"。

二、午间检查

午睡时间一般安排 2 小时，夏季可延长半小时，确保幼儿按时上床、按时起床，保证睡眠时间。

（一）查看睡眠环境

①营造安静、温馨的睡眠氛围。

②根据季节变化调节室内温湿度、更换不同厚度的被子。

③合理安排室内通风及保暖时间，避免对流风吹在幼儿身上。

④依照园所制度合理使用空调。

⑤夏季做好驱蚊蝇工作。

（二）了解幼儿情况

①培养幼儿养成良好的习惯，如睡前如厕、便后洗手、情绪安静、按顺序脱衣服和换拖鞋并将衣物摆放整齐。

②提醒幼儿要仰卧或右侧卧位，纠正幼儿不良睡姿。

③保证幼儿不蒙头、不俯卧、不玩微小玩具，避免发生意外。

④夏季入睡穿背心、裤衩，冬季穿秋衣、秋裤。

⑤有惊厥病史或其他疾病史的幼儿应安排在离教师较近的地方。

（三）检查教师工作

①为幼儿整理好被褥，相邻幼儿头脚相对。

②教师不聊天、不大声说话、不得擅自离岗。

③指导幼儿起床，学习正确有序地穿衣，帮女孩梳头发，整理床铺，湿式清扫。

④午睡后配合保健人员对幼儿进行午检，重点是观察幼儿精神状态、体温及有无皮疹，发现问题及时处理。

⑤检查幼儿服药情况，药瓶、药袋、服药条至少保留3天。

三、全日健康观察

（一）精神状况

①正常幼儿神志清楚、反应敏锐。

②凡能影响大脑功能活动的疾病均会引起不同程度的意识障碍。

③嗜睡：病理性睡眠状态，可唤醒应答，停止刺激又入睡。

④意识模糊：意识不清，反应迟钝，定向力、理解力差，判断错误。

⑤其他常见精神状态异常：淡漠可见于休克早期，烦躁、谵妄可见于全身性疾病引起的意识障碍。

（二）大小便状况

1. 大便

①正常：儿童每日大便1～2次，性状正常。

②异常：糊状大便、粪量增多可能提示饮食过量或消化不良；稀水便、大便次数增加多见于肠炎；脓血便多见于可疑细菌性痢疾，应隔离治疗；柏油便应警惕消化道出血；大便带有鲜血应警惕肛裂。

2. 小便

①正常：正常儿童一昼夜尿量为1000 ml左右，每天6～7次，正常尿液呈浅黄色。

②异常：尿量减少时颜色加深、尿色异常（血色、浓茶色、酱油色、白色乳样等）。

（三）体温（腋温）

①正常：体温在35 ℃～37 ℃（不含）。

②低热：体温在37 ℃～38 ℃（不含）。

③中度发热：体温在38 ℃～39 ℃（不含）。

④高热：体温在 39 ℃～41 ℃（不含）。

⑤超高热：体温高于 41 ℃。

⑥退热要至少间隔 4 小时。有高热惊厥史的幼儿需要早处理，高热异常应配合物理降温措施。

多彩晨检牌

新的一天开始了，保健医张老师情绪饱满地来到了晨检的岗位上。她为一名名幼儿摸摸额头，看看咽部，检查眼睛、皮肤、精神状况，查看幼儿指甲等个人卫生情况以及是否携带不安全的物品（图 2-2）。对于各方面情况都很好的幼儿，她会微笑着说："宝贝真棒，奖励一块红牌子。"对于生病带药的幼儿，她会叮嘱孩子："小明今天有点儿感冒啊，给你一个蓝牌子，要注意多喝水啊，争取早点儿好起来，就能拿到红色的牌子了。"豆豆今天精神不太好，不爱说话，也不像往常一样满脸笑容，张老师问豆豆妈妈："豆豆今天怎么了，不高兴啊？"豆豆妈妈说："可能是有点儿着凉了，昨天吐了一次。"张老师摸着豆豆的头说："今天给你一个黄色的小牌子，如果有什么不舒服一定要及时告诉老师啊。"

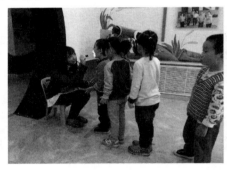
图 2-2　晨检

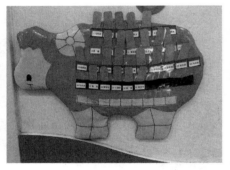
图 2-3　晨检牌

孩子们拿着小牌子陆陆续续地进入班级，插入晨检牌上各自的小袋子里（图 2-3），各种颜色的牌子像一朵朵小花，有红色、蓝色、黄色。红色表示身体健康的幼儿，蓝色表示需要服药的幼儿，黄色表示需要特别注意和照顾的幼儿。小小的晨检牌让教师和保健医对幼儿的出勤以及健康状况一目了然、心中有数。只要心中充满对孩子和托幼事业的热爱，任何一个小细节都能展现对幼儿的关怀。

【分析和提示】

晨检牌的使用是保健医在日常工作中逐渐总结、实践出来的晨检方式，可以清楚地看出每个班幼儿的出勤及常见健康问题，这些问题可以时时提示教师，也会提示巡班检查的园长、保教主任和保健医。对于晨检牌不同颜色的含义，每个园所可根据自己的实际情况和幼儿的喜好而定，没有特殊要求，但要注意晨检牌自身的每日消毒。

不能忽视的小血点

赵老师是一位经验丰富的保健医，她日复一日地在晨检的岗位上工作了二十多个年头，但是她依然每天一丝不苟、认真地对待每位幼儿。今天她发现玲玲的眼睛上似乎有一个小红点，她及时问了玲玲的姥姥，可是玲玲姥姥说玲玲没有什么不舒服的，可能是晚上没睡好。第二天玲玲的眼睛上还是有出血点，但玲玲姥姥还是觉得没事。赵老师增加了对玲玲的观察次数，午睡后玲玲出现了低热。这次赵老师直接给玲玲的爸爸打了电话，经过耐心的劝说，玲玲的爸爸终于带孩子去了儿童医院。儿童医院当天就把玲玲收治入院并诊断为狼疮性肾炎，表现为内脏出血。经过这件事，赵老师深刻认识到卫生保健无小事，只有不遗漏任何可能的细节，才能真正为幼儿的健康保驾护航。

【分析和提示】

晨检无小事。有时候面对大量健康的孩子时，保健医的警惕性会下降，但每个孩子都是独特的，除了常见病和传染病需要特别关注外，孩子很多细小的异常也是不能忽视的。有时候也许孩子的小细节并不能表示严重的疾病，但保健医对孩子无微不至的关怀会在不知不觉中取得家长的信任，可以让家长更好地支持保健医的卫生保健工作。

第二节　班级卫生保健记录检查

一、交接班记录

①交接班记录要及时、认真、准确，不能空项或遗漏，要切实反映班级幼儿的全日健康状况。记录应有发生时间、儿童状况及处理结果。

②上、下午教师需交接幼儿出勤人数、健康情况、服药幼儿姓名、次数、数量、时间、家长嘱托内容、中途接走的幼儿姓名、提醒接班教师应注意或需要做的事以及在全日健康观察中发现的与幼儿健康有关的问题（精神状态、饮食、睡眠、大小便、外伤等）。

③下午班与值晚班教师需交接本班幼儿人数，给予核实，并交接需要向家长说明的事。

④值晚班教师要把全园没接走的幼儿总数点清，把幼儿组织到教师的视线内活动。家长来接孩子时，教师必须见到家长才能让孩子走，是谁接走的记

清、记准。

⑤如果家长委托别人接孩子，必须接到本班教师的说明，否则不准接走。

⑥节假日值班需交接班的，也要做好交接班记录、签字。

⑦交接内容：巡视环境情况，如在园幼儿记录有无异常，来人、来电和急待解决的事等。

二、班级消毒记录

依据园所环境、物品消毒制度，记录班级物品消毒情况。

（一）空气消毒

儿童活动室、卧室应当经常开窗通风，保持室内空气清新，每日至少开窗通风 2 次，每次 10～15 分钟；不具备开窗通风空气消毒条件时，使用紫外线杀菌灯进行照射消毒，每日 2 次，每次 60 分钟。依据班级当天实际消毒方式记录。

（二）餐具、水杯消毒

餐桌每餐前消毒，水杯每日清洗消毒，反复使用的餐巾使用后消毒，擦手毛巾每日消毒。班级应记录由班级负责消毒的物品，包括消毒频率、消毒时间及消毒方式。

（三）物品表面消毒

台面、家具表面、门把手、水龙头等儿童易触摸物体的表面要保持清洁，每天用 100～250 mg/L 含氯消毒剂擦拭一次（污染随时擦）。

（四）图书、玩具消毒

每周至少进行一次玩具清洗，用 100～250 mg/L 含氯消毒剂浸泡再洗净晾干，不能浸泡的玩具、图书每周在阳光下暴晒 6 小时以上。根据班内实际的消毒方式及频次记录消毒情况。

（五）卫生洁具消毒

抹布、扫帚等用后及时清洗晾晒，干燥存放；拖布清洗后应当晾晒或控干，防止污染扩散或细菌滋生；班级垃圾用塑料袋应封闭，做到日产日清。

三、考勤及缺勤追踪记录

（一）考勤

真实记录幼儿出勤情况及缺勤原因。要求出勤及缺勤标记，如"√"代表出勤，"○"代表缺勤（缺勤儿童在 3 天内查明原因后在"○"内补全相应的符号），"—"表示事假，"×"表示病假。因病缺勤需在备注中注明疾病名称，应与交接班记录及缺勤追踪记录严格一致。

（二）缺勤追踪记录

记录缺勤原因，可用于统计分析影响出勤率的相关因素，并有效落实返园（所）检疫及传染病防控工作。缺勤追踪应包括：因病缺勤是否为法定上报传染病或需特殊护理的其他疾病；因事假缺勤原因及是否前往疫区；连续多日请假可在第一天注明理由及请假天数。

四、就餐人数记录

（一）目的

统计就餐人数的目的，一是作为每日食材出库的依据，二是在营养计算的月份统计进餐总人数。

（二）内容

根据园（所）实际情况统计方法会有所不同，基本内容应当包括班级、日期及早中晚三餐的就餐人数，如表 2-1 所示。

表 2-1　某园大班就餐人数统计表

班级：

日期	早餐	午餐	晚餐
3 月 1 日	20	35	25
3 月 2 日	24	34	25
3 月 3 日	26	33	28
3 月 4 日	33	33	33

注：就餐人数不等于出勤人数。

五、班级服药记录

班级服药记录可根据园（所）实际情况选择服药单或服药登记表，内容包括日期、班级、姓名、药物名称、服用剂量和时间、家长签字、喂药时间及教师签字，必要时注明需要注意的问题，如服用磺胺类药物后应多饮水（表 2-2）。服药后药瓶、药袋应保留三天。

表 2-2　在园（所）儿童带药服药记录表

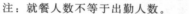

日期	班级	姓名	药物名称	服用剂量和时间	家长签字	喂药时间及教师签字

不再千篇一律的交接班记录

　　小陈是新上岗的保健医，尽管经验相对较少，但工作充满了热情，学习能力也很强。她在每日巡班时发现园所交接班记录千篇一律，实质性问题记录少，不能反映在园幼儿的相关健康问题。她一方面想在记录填写方面加强管理，另一方面也想借此机会督促教师加强对幼儿的观察护理。于是小陈翻阅了交接班记录的相关文件的要求，结合本园实际情况撰写了交接班记录模板，在模板中用"＊"标出必须包含的内容，用"△"标出幼儿常见的健康问题，并把模板贴在了每个班级交接班记录的第一页。这样一来，无论是三教轮岗的教师，还是新上岗的保育员，都对交接班记录的填写有了新的认识。通过两个月的不断努力，小陈所在园所的班级记录填写质量得到了很大的提升。

【分析和提示】

　　交接班记录中的常见问题就是难以反映幼儿真实的健康状况。交接班记录是班级教师和保育员对幼儿观察和护理的依据，保健医要不断地对教师及保育员就交接班记录的重点和常见问题进行培训。可以在组织大家研讨的时候，选择典型班级的交接班记录作为例子，一起发现问题、提出措施。只有充分尊重和发挥教师、保育员主动参与的热情，才能真正让交接班记录成为记录儿童全日健康情况的书面材料。

避免传染病调查时证据缺失

　　小陶在幼儿园当保健医已经很多年了。虽然这几年传染病只是断断续续地发生，一直没有暴发流行，不过让人闹心的事还是发生了，一个小班的好几个孩子同时出现了咳嗽、发热、呕吐、腹泻的情况。家长对此非常不理解，认为是园所饮食管理不当，甚至引来了媒体的报道。为此，各级疾病防控人员展开了层层调查，最终确定是诺如病毒的传播，家长的情绪也有所平复。在传染病发生后进行调查的时候，虽然教师在发现很多孩子因为发热没有出勤时及时通知了其他家长，做了停班、消毒等处理，但在交接班记录和其他记录中均没有记录。同时，传染病发生前一天的幼儿全日健康观察中也没有提及其中一名幼儿已有呕吐症状。事后追责时，上至园长，下至保健医和班级教师都不能提出有利于自己的处理措施，好在感染幼儿在发病一周后均好转康复，家长也没有提出进一步的要求，事情归于平淡，但经过这次惨痛的教训，园所自上至下都充分认识到了班级记录的重要性，小陶也更加严格地检查各班各项卫生保健记录，园所传染病发生率开始逐年下降。

【分析和提示】

交接班记录除了可以反映幼儿全日健康观察及护理情况外，也是园所卫生保健开展情况的重要档案资料。个别园所在教育教学方面更有热情，对卫生保健资料的撰写却往往敷衍了事。越是不重视卫生保健的园所越是需要在卫生保健方面花费更多的精力，否则会疲于应付各种各样的卫生保健问题，甚至付出惨痛的代价。当卫生保健真的出了问题，真实可靠的卫生保健档案资料能够让园所将损失降至最低。

第三节　食品库房管理

一、食品库房设置要求

①库房整洁干净，要做到干燥、凉爽、通风（能够开窗通风）。

②库房内物品生熟分开，分类分架存放，做到隔墙离地；鸡蛋要及时倒箱，出现破损及时处理；成人与幼儿食品应分开存放，如条件不具备则必须分架存放，严格分开。

③生熟食品分开储藏，不能在同一冰箱内存放；生食在冰箱内存放不得超过 2 周。

④应标注有效期，不得有过期、腐烂及变质食物（图 2-4）。

⑤库房内有防鼠、灭蟑设备。

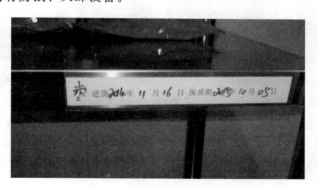

图 2-4　有效期标注

二、出入库管理

（一）采买

①食品及原材料采买到园后，由库房管理员、采购人、厨房班长进行感官检查，保健医可参与其中，也可采取抽查形式核检。

②验货人员应对货品种类、数量、质量严格把关，保证食品安全性。

③每日蔬菜水果等生鲜食材要保证其新鲜程度，米面、粮油要保证品牌品质及正规进货途径。

④验货人员有权拒收腐败、变质或质次食品，避免出现变质、生虫、有异味、斤两不足、过期或假冒伪劣食材。

（二）入库

①食材入库时库房管理员要核对保质期，在食材标签处标注到期日并将距期日近的放在前面先行取用（图2-5）。

②幼儿食品与成人食品严格分开、食品与物品严格分开。

③保证入库登记与食品库库存一致。

（三）储存

①库房应有通风、防鼠、防蝇设施，储藏食品做到隔墙离地，按自身保质期先后存放，做到分类分架摆放整齐（图2-6）。

②鸡蛋需倒箱入库并清除破损蛋品；生鱼、肉类需在冰箱冷藏贮存，不宜超过10天；冷冻食品的储存不应超过2周。

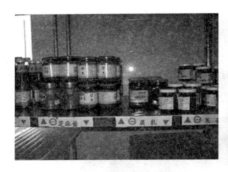
图 2-5　出入库标记

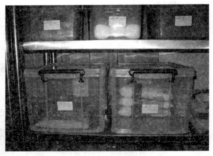
图 2-6　食品分类分架摆放

（四）记账

①库房管理员应对采买食品建立台账，核对送货账目并记录，要求账目清晰、准确并保存好票据。

②食堂管理员、库房管理员与采购人员应定期核对账目，做到物、票、量、账一致。

三、出入库管理与带量食谱

①带量食谱是在花样食谱的基础上，将膳食计划中各类食物的每周用量全部反映在食谱中，定出每餐每人的各种食物原料的用量，故各种食材的每日出库量须与带量食谱和出勤人数的乘积一致。

②采购员必须按食谱要求供应食材，炊事员按照食谱上规定的花样和各种原料的数量制作饭菜，才能保证计划落实，使儿童得到应有的营养量。

③如果食谱上的原料未能及时买到，可以用同类食物代替，但必须在食谱上及时做相应的修改。

④应当每日关注食品出库量与幼儿进食情况的关系，调整出库量并不断改进带量食谱的计划量。

四、食堂食品安全管理相关制度

①食堂应当建立健全各项管理制度，至少包括以下内容：食堂环境卫生、个人卫生制度；备餐间及餐具消毒制度；食品卫生及安全制度；食品安全事故应急处置制度；食品采购、验收、保管及膳费核算制度；食堂人员规范操作制度；定期制定食谱制度。

②卫生保健人员应该定期检查制度的落实情况，包括各班就餐人数的上报情况、餐具的消毒及消毒后存放情况等。

如何正确使用营养软件

随着幼儿园里营养软件的广泛使用，制定带量食谱的门槛越来越低，也导致了带量食谱与食材出库量脱节的情况。小林在保健医岗位上工作刚满一年，每次都是按照营养软件提供的食谱模板制定带量食谱，但在一次例行工作检查中却被意外告知食谱的食材计划量不合理。例如，软件中鸡蛋炒西红柿中鸡蛋的带量为 5 g，但是在实际使用时 5 g 的鸡蛋会完全淹没在西红柿的"海洋"里看不见了。这时小林才意识到，原来营养软件自身存在很多问题，里面的食谱不能不做调整照搬照用，要根据《托儿所幼儿园卫生保健工作规范》里的要求进行修改。在以后的工作中，关于营养软件和实际出库的问题层出不穷，小林依照幼儿实际进食的情况不断调整食材的种类、用量和烹调方法，终于在两次营养计算结束之后找到了适合本园幼儿的食谱和常规使用量，园所营养管理水平得到了大幅提升。

【分析和提示】

营养软件不是万能的，一份好的食谱是需要保健医凭借扎实的知识和不断的实践总结归纳的。在进行出入库管理的时候，除了忠实于带量食谱和出勤情况，也要考虑软件生成的食谱是否符合日常烹调的常规用量。对于一些基本的常规用量知识以及本园幼儿的常规需求量，保健医要做到心中有数，而这些都需要不断地积累和调整。

食品库中的必需品——秤

小鹏是一所私立幼儿园的年轻保健医，在 5 月份结束时的在园儿童大体检中，她发现本园幼儿体格增长率呈下降趋势。园长和后勤主任都很着急，家长也开始对园所伙食议论纷纷。本来近年来私立幼儿园的负面报道就层出不穷，这次幼儿体格发育欠佳又让身为保健医的小鹏压力倍增。由于园所出入库工作一直由厨房班长负责，小鹏较少涉足幼儿食品库房，这次为了调查幼儿伙食问题，小鹏亲自抓起出入库来。

一踏入库房，小鹏吃惊地发现库房里居然没有秤。于是她问厨房班长平时是怎么出库的，厨房班长居然是根据自己的感觉估算用量的。她发现依照自己制定的食谱，每人每日牛肉摄入量为 50 g，则全园用量为 9 kg，而当日实际使用量只有 5 kg。她迅速将这一情况向园领导进行了汇报，领导十分重视，当天召开了全园大会，面向园所每一位教职员工征求建议。经过这次治理，园所库房管理规范了很多，最重要的是幼儿应有的营养量得到了保证。

【分析和提示】

对于年轻的保健医来说，食堂管理一直都是难点，也是重点。私立幼儿园的问题近年来不断出现在各大媒体上，成为街头巷尾的谈资。很多家长本身对园所的信任程度就比较低，如果再出现幼儿身高、体重增长缓慢甚至停止的情况，就更容易激化矛盾。这就要求保健医及时将问题与园领导进行沟通与协调，切实落实食谱用量，保证幼儿各种营养素的摄入量。

第四节　盥洗及如厕检查

一、常规培养目标

（一）盥洗

①教会幼儿正确的"六步洗手法"，保证洗手液在皮肤上停留的时间。

②洗手洗脸顺序正确，洗手前先擦干净鼻涕。

③正确使用毛巾擦干。

④学会专注、等待、排队，初步培养规则意识。

⑤中大班锻炼值日生自主检查幼儿关系情况。

（二）如厕

①幼儿如厕后冲水，自主整理衣裤。

②培养幼儿便后洗手的习惯。

③培养幼儿学会根据自己的需要及时如厕，养成定时大便的习惯。

二、护理要求

（一）盥洗

①保证幼儿洗手、擦手环节操作正确。

②教育幼儿节约用水。

③秋冬季指导幼儿正确使用擦手油，双手皲裂幼儿需特殊护理。

④关注幼儿盥洗过程，提醒幼儿专心做事。

⑤及时清洁地面积水，避免幼儿滑倒、跌伤。

（二）如厕

①了解幼儿排便习惯，及时提醒，对尿频幼儿做到心中有数。

②每天开饭前、户外活动前、午睡前后等，均要提醒幼儿如厕。

③如厕后帮助或提醒幼儿整理好衣裤。

④建立幼儿大便记录表，对于便秘幼儿，教师要督促其随时如厕并采取多种方式引导幼儿在幼儿园排便，逐步养成定时排便的好习惯。

⑤小班教师要为幼儿擦屁股，中大班教师指导幼儿把屁股擦干净，用过的手纸扔进纸篓。

⑥及时为遗尿或拉裤子的幼儿清洗身体、更换和清洗衣物。

⑦保持厕所空气流通，随用随冲，保证厕所无异味。

谢谢水龙头

一年一度的新小班入园又开始了。保健医小敏发现孩子们在洗完手后转身去拿毛巾擦手时，总是有很多水滴在地上或者弄湿孩子们的衣服。虽然教师们总是反复讲"小朋友们，洗完手后甩一甩再去擦手，这样衣服就不会打湿了"，可是毕竟孩子们还小，很多孩子根本就不听，或者听一次就罢了下次还要提醒，教师实在是有点儿看不过来。经过跟教师集体讨论并借鉴其他园所的经验，他们在小班中开展了"谢谢水龙头"活动。每次洗完手之后小朋友要双手合十说一句"谢谢水龙头"并抖一抖小手，这样大部分水就能落在洗手池里了，在培养幼儿懂礼貌的同时也解决了洗手后水弄湿衣服和地面的问题。两个月下来，小敏惊喜地发现留在盥洗室地面上的积水越来越少，孩子们的衣服也不会再弄湿了。在解决问题的同时，所有教师在盥洗环节常规培养的意识也明显增强了。

【分析和提示】

"谢谢水龙头"活动在很多幼儿园都在开展，一方面培养了幼儿文明有礼的行为，另一方面也减少了盥洗室地面的积水，减少了安全隐患。洗手后抖一抖这样的要求对于小班幼儿来说不容易理解，"谢谢水龙头"是一种很好的形式。但是在大班，孩子们的理解和认知有了很大提高，这样的形式就不是很合适了，这也提示保健医对于不同年龄段的幼儿要采取不同的健康教育形式。

我会自己擦屁屁

拉完大便擦屁股，这是多么简单的事，可再简单的事也得有人教。最近一所幼儿园在中大班开了一门特殊课程——"我会自己擦屁屁"。教师可自行设计教学方案，强调以游戏的形式增强幼儿"自己的事情自己做"的意识，进而培养孩子的生活自理能力。这种尝试得到了不少家长的支持。很多家长反映孩子不愿意在幼儿园大便，除了害羞、不习惯等心理原因外，还因为很多孩子根本不会擦屁股。看来擦屁股这等小事，还真的有好好学习的必要。

"胖胖是一只不爱干净的小猪，一天，胖胖突然觉得肚子好痛，哎哟，哎哟，我要拉臭臭了……"一名教师一边播放自制的 Flash 动画《胖胖为什么臭臭的》，一边给孩子们讲故事："拉完臭臭后，胖胖裤子一提就往外跑，猪妈妈急得连声喊'胖胖，你的屁股还没擦呢！'胖胖屁股一扭，'我不擦，擦屁屁多麻烦呀'，说着，胖胖一溜烟就跑出了妈妈的视线。"讲到这儿，有小朋友不自觉地捂起了鼻子，"拉完臭臭不擦屁股会很臭的，还会把衣服弄脏，没有小朋友会愿意跟它玩的"。看到小朋友的反应，教师会心一笑切入正题："那你们会不会擦屁屁呢？""会！""不会！"也许是怕在同学面前"丢面子"，小朋友中"会"的声音远远大过"不会"。"那我们现在请一位小朋友来示范一下。"教师抱起一个布娃娃，在布娃娃的屁股处贴上一块透明胶，将事先准备好的棕黄色颜料抹在透明胶上，把说"会"的声音最大的一个男孩泽泽请到前面。泽泽犹豫了片刻，从卷纸上撕下一小节厕纸，揉成一个小纸团，望着布娃娃不知如何下手，只得向教师求助："老师，我不会擦屁屁。"泽泽的囧态逗乐了站在一旁的教师。教师坦言，目前班上只有两三个孩子会自己擦屁股，其他的都是请教师帮忙。"现在不会没关系，看了老师的示范以后你们就会了。第一步，我们得多用两张纸，然后像老师这样叠一叠，这样就不会弄破；第二步，拿好纸从前往后擦，不要从后往前擦，擦过后再叠一下，这样既卫生也不浪费；第三步，将用过的纸丢到厕纸篓里；第四步，穿好衣裤去洗手。"教师一边帮布娃娃擦屁股，一边细说分解动作。"大家想不想自己动手试一试？"教师将十几个布娃娃和卷纸分发给小朋友，请小朋友给布娃娃擦屁股。教室马上变得热闹起来，有的小朋友忙着撕纸，有的小朋友忙着叠纸，有的小朋友忙着往布娃娃的屁股上抹颜料，有的小朋友没拿到布娃娃，干脆给自己擦上了，有的小朋友还提醒同学："轻一点，擦重了屁屁会疼的。"经过了课程讲解和小朋友们的反复实践，现在开始有越来越多的小朋友愿意在幼儿园大便了。

【分析和提示】

很多平时理所当然的生活技能对于幼儿园的孩子来说可能都需要学习，保健医要敏感地发现这些问题，用孩子们易于接受的方式教给孩子。当孩子们完成了这些看似不起眼的小事，他们的适应能力和自信心就会得到很大的提升。幼儿园教师的不断付出让孩子们更快地成长起来，这也是幼儿园卫生保健工作的意义所在。

第五节　户外活动及监测

幼儿户外活动是幼儿园保教结合的典型内容。对于户外活动的项目设计，保健医应注意积极与幼儿园教育教学相关人员沟通协调，依据幼儿发育特点和能力水平将幼儿体质测试内容融入其中。

一、准备活动

（一）内容

①保证幼儿活动场所和运动器械清洁、安全，定期进行安全隐患排查。

②保证幼儿着装舒适宽松，适宜运动，避免出现穿着缓冲性能不良的皮鞋等情况，冬季外衣不能过膝。

③全面了解幼儿健康状况，照顾个别幼儿及体弱儿。

④活动前准备工作应全面、充分，运动量循序渐进，动静交替，避免出现运动损伤。

（二）要求

在户外活动前做一些简单的四肢运动，对幼儿安全有效地锻炼身体大有好处。尤其是在寒冷的冬季，人体因受到寒冷的刺激，肌肉、韧带的弹性或伸展性明显降低，全身关节的灵活性也会变得很差。如果在锻炼前不做热身运动，则容易引起肌肉、韧带拉伤或关节扭伤，致使锻炼不能正常进行。所以户外活动前要做充分的热身活动，通过慢跑、徒手操和轻器械的力量练习，使身体发热微微出汗后，再投身到大运动量的体质锻炼中去。下面介绍几种简单的热身动作。

背部伸展：两手手指交叉握住，并且尽量往前伸。重复做几次后，你可以感觉到肩膀和背部的伸展。

腰部伸展：两脚张开，与肩同宽，左手叉腰，右手向上高举过头，上半身向左弯。这个动作须保持 15 秒，而且做的时候一定要面对正前方，然后再换举左手，并重复同样的动作。

胸部伸展：双手在身体背后交握，并且慢慢往上举起。重复几次后，你会感到肩膀与胸部的伸展。

拉大腿筋：用单脚站立，膝盖微弯，另一只脚则用手往后拉。做这个动作须注意双膝并拢，臀部往前推，然后双脚互换再做一次。

拉小腿肌肉：将右脚弯曲，再将左脚往后打直成弓箭步，注意后脚脚掌仍需完全平贴于地面才可，然后换脚并重复同样动作。

活动脚踝关节：两脚打开比肩稍宽，右脚不动，左脚脚跟着地，脚尖翘起后再放下，重复同样动作，换脚再做一次。

活动颈部关节：两脚平行放好，身体放松，颈部左右转动。

二、户外活动形式及注意事项

（一）集体操

幼儿园课间操是幼儿一日活动的重要环节，是增强幼儿体质的有效手段。合理、有效地组织幼儿开展早操活动，对促进幼儿身体正常生长发育、提高幼儿体质具有重要意义：一是可以培养幼儿合群、协作的集体主义精神；二是可以培养幼儿勇于克服困难、敢于吃苦的优良品质；三是可以加强幼儿同教师、同伴间的情感交流，增强群体意识；四是可以锻炼身体、增强体质。

集体操安排主要分以下几个步骤。首先是操节运动，欢快的音乐加上全身运动，增加运动密度和动作难度。其次是器械操，教师根据本班幼儿的年龄特点、动作发展及场地大小等因素去考虑编排，把不同体质和不同能力的幼儿排在不同位置，利用队形的变换达到多练习或少练习的目的。最后是放松活动，轻柔的音乐和缓慢的动作让幼儿在愉快、轻松的气氛中逐渐放松，不仅可以培养幼儿勇敢坚强、不怕困难的优良品质，还能发展幼儿的空间知觉和方位知觉，培养幼儿的音乐节奏感和表现力。

（二）体育课

幼儿园体育课是教师有目的、有计划地对幼儿实施各种能够促进幼儿身心健康的活动。体育教学活动有较严密的组织，且教师一般采用直接指导的方式来组织和实施活动。此外，还有一种非正规的体育活动，其组织较松散，且教师大多采取间接指导的方式来组织和实施活动。体育教学活动是幼儿园体育活动的基本组织形式，它通常采用集体教学活动的方式，在无特殊情况（主要指下雨或天气过热、过冷）的条件下，亦要求在户外场地上进行。体育教学活动并非每天都进行，在现今的幼儿园中，各个年龄班的体育教学活动一般每周安排1～2次，并大多采用游戏的方式来进行。

（三）区域体育活动

区域体育活动是幼儿园体育活动的一种方式。它的具体做法是：根据健康领域的目标、内容与要求，在园内打破班级界限，创设若干运动区域，投放不同的运动玩具，让幼儿自主参与体育活动，用自己感兴趣的方式发展基本动作，提高动作的协调性、灵活性。

区域体育活动可分为循环式区域活动和开放式区域活动。循环式区域活动是教师根据幼儿体能全面发展的需要，利用幼儿园场地摆放走、跑、钻、爬、跳、投、攀等活动器材，形成体育活动循环区，幼儿在循环区内轮流、循环地进行走、跑、钻、爬、跳、投、攀等各项基本运动，使体能得到全面锻炼。开放式区域活动是根据幼儿园户外场地、器械等特点，将幼儿园户外环境创设成各种丰富有趣的体育活动区域，并对全体幼儿开放。每个区域都有专门的教师负责看护并加以指导，幼儿可以自由选择运动区进行运动。

三、户外活动要求

（一）原则

①幼儿体格锻炼应坚持不懈、持之以恒，要循序渐进，由简到繁，由易到难，时间从短到长，逐渐提高锻炼强度。

②应结合年龄、季节变化，安排内容多样化的体格锻炼，创造条件开展日光浴、水浴、空气浴锻炼，开展各年龄组的体操锻炼。

③每日户外活动时间日托儿童不少于 2 小时，全托儿童不少于 3 小时（早8 点前的早操时间除外），其中体育锻炼不少于 1 小时。

（二）保健人员职责

①根据本园幼儿年龄分布，结合季节变化，保健人员参与制订本园幼儿体格锻炼计划。

②保健人员负责对体格锻炼的内容、运动量、用具、外界环境条件提出相应的要求，并督促、检查执行情况，进行医学监护。

③保健人员负责对体弱儿、肥胖儿等幼儿制订特殊的体格锻炼计划。体弱儿锻炼进程应较为缓慢，时间缩短，并要对幼儿反应进行观察；肥胖儿应加强体育运动，培养积极主动的活动兴趣；病愈恢复期幼儿运动量要根据身体状况适时调整。

（三）保健人员观察内容

①观察幼儿精神状态、情绪、面色、呼吸、出汗程度、动作协调性、注意力是否集中及运动的反应程度等指标，判断运动量是否达标，如有不良反应要及时采取措施或停止锻炼。

②加强运动中的保护，避免运动伤害，教师应随时提醒幼儿擦汗。

③运动后要有整理活动，注意观察幼儿精神、食欲、睡眠变化。

四、体育活动中应注意的问题

（一）集体操

①集体操的动作设计要体现年龄特点。例如，小班幼儿年龄小，注意力集中时间短，应设计短小、动作简单的集体操；中大班幼儿动作难度可以适当加大，也可加入幼儿间相互配合的动作。

②中大班幼儿可增加器械操，器械敲击或摇晃发出的声响可以加强节奏感，同时活跃气氛。

③选择合适的集体操音乐可以增强幼儿的审美情趣、节奏感和表现力，同时

应注意音量的大小，避免损伤幼儿听力。

（二）体育课

①幼儿之间间隔过小易发生拥挤的情况，教师应及时叮嘱幼儿站在不会碰到别人的地方。

②个别幼儿不理解、不遵守游戏规则或个别幼儿情绪过激，教师应及时调整活动水平、密度并关注幼儿情绪变化。

③注意活动中幼儿着装是否合适，外衣不能过膝，鞋底缓冲作用良好，如出现幼儿鞋带开了或跌倒的情况，应请其他幼儿避让。

（三）区域体育活动

①同一运动区域应依据幼儿实际运动能力设置不同的难度水平，引导幼儿选择符合自身能力的游戏方式。

②合理设置平衡区及钻爬区，防止幼儿过度集中造成安全隐患。

③关注幼儿情绪是否稳定，是否能够依照区域规则进行活动，如果个别幼儿不能理解规则可先看其他幼儿活动。

（四）自由活动（分散活动）

①观察幼儿能否正确使用游戏材料，在使用游戏材料时不影响他人活动。

②观察幼儿是否在规定范围内活动，杜绝幼儿离开教师视线的情况。

③注意幼儿活动强度、活动情绪及是否有难以解决的问题。如果幼儿有难以解决的问题，教师应及时提供帮助。

五、大型玩具检查

依照幼儿园大型玩具检查制度，定期对户外大型玩具进行安全检查。大型玩具实行每日一小查、每月一大查、每学期及时检修，确保正常使用，并按月将检查情况记录在大型玩具登记册上。检查时如发现户外大型玩具有不安全现象，应及时向园领导汇报，并做好检查记录。园领导对有不安全现象的大型玩具要及时采取措施，组织修复并通知暂停使用。

六、活动监测记录

（一）运动量监测表

户外活动监测表（表2-3）是保健医根据日常检查情况及园所实际问题自行设计的检查表，用于统计和监测幼儿在运动过程中的问题。监测表的使用一般不是每日记录，而是选择抽查的方式，每周对运动情况进行分班检查。监测既包括监测全园幼儿的活动水平，也包括监测个别幼儿的运动指标，如呼吸、心率、汗量等。针对幼儿的不同问题，保健医应及时与教师沟通，不断改进运动项目，使幼儿真正动起来并实现各个运动能力的协调发展。

表2-3 某园户外活动监测表

日期：　　　　班级：　　　　检查者：

活动内容	游戏名称： 集体操：＿＿分钟 自由活动：＿＿分钟 分散活动：＿＿分钟	活动场地	地面平整（ ）　场地无障碍（ ） 场地有障碍（ ）　场地凹凸不平（ ）
活动方式	跑（ ）　跳（ ）　站（ ）　走（ ）　爬（ ）	活动器材	球（ ）　投掷器材（ ）　平衡器（ ） 绳（ ）　滑动器材（ ）　其他（ ）
活动度	活动时间 全体幼儿（ ） 大部分幼儿（ ） 少数幼儿（ ）	锻炼部位	上肢肌肉力量（ ）　下肢肌肉力量（ ） 腹部肌肉力量（ ）　肌肉柔韧性（ ） 平衡能力（ ）　反应灵敏度（ ）　其他（ ）
		参与度	很有兴趣（ ）　兴趣一般（ ）　无兴趣（ ） 几乎全部参与活动（ ） 大部分幼儿参与（ ） 少数幼儿参与（ ）

幼儿情况＼活动情况	姓名：　　心率：	姓名：　　心率：
面色	涨红（ ）　红润（ ）　苍白（ ）	涨红（ ）　红润（ ）　苍白（ ）
汗量	大汗淋漓（ ）　汗量略多（ ）　略有出汗（ ） 无汗（ ）	大汗淋漓（ ）　汗量略多（ ）　略有出汗（ ） 无汗（ ）
疲劳度	十分疲劳（ ）　中度疲劳（ ）　轻度疲劳（ ）	十分疲劳（ ）　中度疲劳（ ）　轻度疲劳（ ）
呼吸	急促紊乱（ ）　明显加快（ ）　略有增快（ ） 无变化（ ）	急促紊乱（ ）　明显加快（ ）　略有增快（ ） 无变化（ ）
动作	协调（ ）　略失调（ ）　不协调（ ）	协调（ ）　略失调（ ）　不协调（ ）
注意力	高度集中（ ）　集中（ ）　注意力分散（ ）	高度集中（ ）　集中（ ）　注意力分散（ ）
教师沟通		

（二）运动安全监测表

运动安全监测是在户外活动中对不同游戏的安全性进行评价，以便及时调整游戏方式，使不论场地大小都有其适合的锻炼形式。表 2-4 是某园使用的运动安全监测表。除此之外，也可对活动材料进行监测，如垫子、平衡木、平衡车、羊角球、沙包、轮胎等，由此也能寻找不同的活动材料及最安全、有效的运动方式。保健医应在保证幼儿运动水平的基础上充分考虑幼儿安全。

表 2-4　某园运动安全监测表

活动 损伤	集体操	体育课	自由活动	循环式区域活动	开放式区域活动	室内体育活动
跌倒						
器械磕碰						
其他						

第六节　进餐及加餐检查

一、常规培养目标

①养成幼儿饭前洗手，饭后漱口、擦嘴的好习惯。
②会正确使用餐具，进餐时保持桌面及服装干净、整洁，学会饭菜搭配。
③培养幼儿良好的餐桌礼仪，安静有序进餐。

二、护理要求

（一）餐前准备

开饭前保教人员要认真洗手，餐前 15 分钟做好餐桌消毒工作。消毒液有效氯含量为 250 mg/L。餐桌消毒按照"清水—消毒液—清水"的顺序（第二遍消毒液须在桌面滞留 10 分钟）。餐具均应于食堂统一消毒后保洁存放。

餐前 15 分钟幼儿不能做剧烈活动，避免过度兴奋；教师不处理幼儿的问题，要保持儿童情绪愉快，营造安静愉快的进餐环境，可根据班内情况播放进餐轻音乐，不宜播放故事，以保证幼儿专心进餐。

餐前组织儿童用流动水洗手，做到随洗随吃，体弱儿和吃饭慢的儿童要先洗先吃，肥胖儿后洗后吃；特殊儿童应重点关注，如食物过敏儿童等；不能出现"饭等人"或"人等饭"的情况。夏季菜、汤较热时应做好降温工作，以保证幼儿进食安全，冬季注意做好饭菜保温工作。

园所应注意培养幼儿良好的进餐习惯。2 岁半以上幼儿做到饭、菜分开盛放，4 岁以上幼儿指导其学会用筷子吃饭。

（二）餐中管理

教师简单介绍食物种类及营养价值，增加幼儿食欲，纠正偏食、挑食的习惯。班内分餐时，一般情况下应一次给予幼儿本餐进食量的70%以上，之后再根据幼儿的实际情况添加饭菜。个别体弱幼儿可选择循序渐进进餐。进餐时保教人员要精力集中，注意观察，了解每位幼儿进食量，细心照顾每个幼儿进餐，不要嘲笑、指责或抱怨幼儿因能力弱而打翻饭菜或弄脏衣物等行为。

保证进餐时间，轻声和蔼地指导和帮助幼儿掌握进餐的技能，充分咀嚼，不催饭。提醒肥胖儿细嚼慢咽，多吃蔬菜，控制进餐速度，少盛多添。对食欲不好、进餐慢的幼儿要了解、掌握原因，给予照顾，以防饭菜凉了影响幼儿进食。适当允许幼儿调整自己的进食量，循序渐进地纠正幼儿已有的不良进餐习惯。

注重培养幼儿良好的餐桌礼仪和主动进餐的能力及常规。坐姿应良好，安静有序，会正确使用餐具，不浪费粮食，保持服装、桌面干净，学会饭菜搭配，让幼儿咽完最后一口饭再离开座位。进餐时幼儿的小脚放在桌子底下，胸脯紧靠桌子，一只小手拿筷子（小班、托班幼儿拿勺），另一只小手扶住碗，一口饭一口菜就着吃，不能汤泡饭；送餐具时声音要轻，把碗、筷放在指定的位置。

（三）餐后清理

幼儿吃饭过程中不扫地、不擦地、不铺床，保证幼儿吃饭时的卫生，待所有幼儿进餐结束后再对桌面、桌布进行清洗消毒，打扫地面；剩饭送厨房，不得自行处理；清扫地面时要求先清扫残渣，再湿式擦拭地面。

指导幼儿餐后将餐具有序码放好，督促幼儿有效擦嘴、漱口或刷牙，组织幼儿餐后安静散步10分钟。

小明今天是自己吃的饭

小明今年3岁半，来到了幼儿园小班。不过小明从来都没有自己吃过饭，来到幼儿园之后宁可饿着也从来不自己吃一口饭，为此家长和老师都非常担忧。保健医也发现了这个"问题儿童"，开始了一段"斗智斗勇"的历程。一开始先是约谈家长，了解小明的成长背景，然后争取家庭的配合，很快家长与幼儿园达成了共识，努力在家里也培养小明独立吃饭的能力。当然，这时的小明完全不理会家长、老师、保健医的良苦用心，依然我行我素地不吃饭。这时，保健医从家长那里了解到小明很喜欢嘟嘟熊，于是开始从孩子的喜好入手，慢慢跟孩子聊天，取得了孩子的信任。然后，保健医在午餐的时候把小明带到其他小班，让小明看着比自己还小的孩子是怎么吃饭的。慢慢地，小明开始有了变化。在保健医的鼓励下，小明从一小口开始慢慢增加自己的饭量。很快，有一天小明终于能够自己吃完所有的饭了。不过保健医又发现，当自己在的时候小明自己吃得很好，自己不在的时候小明又开始不吃东西。她再次约谈了家长，由于小明的妈妈生小明的时候属于高龄初产，在家对孩子十分宠爱，于是保健医跟小明的妈妈进行了一次深入交谈，终于获得了小明妈妈的支持。自此之后，小明在幼儿园的表现突飞猛进，每次保健医巡班来到小明所在的班时，其他孩子都会抢着说："今天小明是自己吃的饭！"

【分析和提示】

个别幼儿的进餐问题是每个保健医都会遇到的，每个"个别"幼儿的背后往往有着"个别"的家庭背景。有时候家长工作的好坏直接影响对幼儿不良习惯的干预效果，为此，保健医要积极地全方位了解幼儿的喜好及成长背景，争取家庭成员的一致配合，共同努力纠正幼儿出现的包括进餐在内的各种问题。

如何让挑食儿童增进食欲

金宝是一个体弱儿，由于早产，每次体检她都达不到正常的标准。她胃口很小，很内向，为此保健医晓彤为她制订了一系列管理方案。

一是全园关心，合理管理。体弱儿的管理是幼儿园的一项重要工作，需全园动员，各负其责，保教结合，共同管理。园长全面关心金宝的生活、保健、护理、教养工作；保健人员负责金宝的保健、卫生，并指导保教人员开展护理、专案记录等工作；保教人员定员管理，专人每天及时观察、记录金宝的饮食、睡眠、大小便、情绪、健康等情况；炊事人员专门配制营养丰富、比例适当的膳食。大家共同努力，促进金宝健康成长。

二是科学地调整膳食。根据观察，保健医发现金宝每日主要食物的摄入量（除牛奶、水果外）均未达到需要量，于是保健医专门设计了金宝的食疗方案：在原基础上逐步增加摄入量，4～8周后营养逐步趋于平衡。具体做法为：第一周维持标准量；第二周开始在标准量基础上增加荤菜、谷类量；第三周增加蔬菜量；第四周用米面搭配再增加谷类量；第五周增加豆制品的量；第六、第七周时金宝荤菜、蔬菜、豆制品、牛奶、水果摄入量接近正常；第八周使荤菜、水果量略高于标准量，以后逐步添加，添加量以幼儿适量为宜，半年后达到需要量。

三是保教结合，根据幼儿的进食心理，创设良好的进食环境，培养良好的进食习惯。组织金宝集体进食，讲明吃菜的好处，鼓励她细嚼慢咽，逐步养成不挑食的习惯。对金宝不喜欢的食物，不强硬命令她吃，而是慢慢引导，先引导她看别人吃，然后引导她少量品尝，使其慢慢增加好感而喜欢吃。饭前避开一切不愉快的事，消除紧张或忧虑的心理状态，使金宝保持良好的情绪。进餐中教师语言亲切、态度和蔼，鼓励金宝愉快进食。培养幼儿良好的饮食习惯；

培养正确的用餐姿势；用少盛多添的办法培养幼儿不挑食，逐步增加摄入量；鼓励幼儿吃各种食物，及时加以表扬，调动幼儿用餐的积极性。

四是保证户外活动的时间和质量。不仅要让金宝吃得好、睡得好，更重要的是要让她参加户外活动，开展体育锻炼，增强她的体质，促进生长发育。保证每天有2小时的户外活动时间，做到动静交替；活动量由小到大逐步增加，达到锻炼的目的；利用自由活动时间，教师和金宝共同游戏，充分调动她的活动积极性，促进她自动、自发地开展活动，以达到促进健康的目的。

五是有计划地开展幼儿健康教育。运用故事、儿歌、谈话的形式，进行卫生知识、营养知识、自我保护常识的教育；利用一日生活的各个环节，有计划地开展进餐技巧训练（使用勺子或筷子）。

六是家园同步，形成有利于幼儿健康的大环境。经过大半年的关注和护理，金宝的身高体重终于赶上了同龄的孩子，家长对幼儿园的管理也竖起了大拇指。

【分析和提示】

幼儿食欲改善是一个长期的过程，每个幼儿都需要循序渐进地增加膳食摄入量。很多园所很难做到为体弱儿制定专门的食谱，但个性化的护理是必须要常抓不懈的。在日常巡视过程中，保健医要特别关注体弱儿的饮食、运动、大小便、疾病等情况，不断调整干预措施，选择最适合本园实际的方案，切实提高幼儿健康水平。

第七节　日常表册登记

登记统计可将反映工作质量的事实数据化，对于分析研究托幼工作质量、不断发现问题、改进工作起着指导作用。

一、卫生保健登记表册介绍

基本的卫生保健登记表册包含十一本登记册和九张统计表。

（一）登记册

1. 晨、午、晚检及全日健康观察登记册（一号册）

此登记册供园所卫生保健人员使用，为卫生保健人员对儿童日常疾病处理的记录。记录内容包括晨、午、晚检及全日健康观察中发现的儿童健康问题。记录中需在"诊断"一栏填写疾病名称，同一儿童在同一诊断的连续病程中，需在"诊断"栏疾病名称的右下角标注病程时间。本登记册为统计表八儿童疾病统计表提供汇总的数据（全年儿童常见病的发病例数）。

2. 交接班登记册（二号册）

由班上保教人员负责记录。记录内容包括儿童出勤情况，晨、午、晚检及全日健康观察中发现的儿童健康问题（精神状态、饮食、睡眠、大小便、服药、外伤等）和全托夜班情况。记录应有发生时间、儿童状况及处理结果。

3. 健康教育与家长联系册（三号册）

由保教人员负责填写。填写内容包括活动需要达到的目标、参加人员的范围及人数、活动方式及内容摘要。

4. 疾病及传染病防控工作登记册（四号册）

填写内容包括传染病的防控措施、免疫规划外的疫苗（二类苗）接种情况、班级或全园进行的相关疾病预防工作（防龋、防暑等）。防控方法或措施包括使用方法、剂量及疗程的记录。

5. 儿童膳食管理委员会会议记录册（五号册）

由负责召开膳食委员会会议的人员记录，会议主题应简单注明主要讨论及需要解决的问题，需写明对讨论问题所做出的最后决定，记录围绕会议议题讨论的主要内容。

6. 体弱儿童及肥胖儿童登记册（六号册）

登记管理的对象为蛋白质—能量营养不良、营养性缺铁性贫血、维生素 D 缺乏性佝偻病、超重/肥胖儿童。对需建立体弱儿童和肥胖儿童专案记录者，在登记册"建专案"处注明。

7. 儿童伤害与事故登记册（七号册）

在"地点""性质"及"部位"栏中填写相应的序号，在"统计范围"及"伤害类型"栏中画"√"。伤害的统计范围包括：因伤害导致到各类医疗单位就诊；因伤害虽未就诊，但未能上幼儿园一天及以上；由于伤害导致伤者自己不能吃饭、穿衣、洗澡、上厕所、移动物体一天及以上。伤害时间用 24 小时计时法表示。伤害类型分为交通事故、跌伤、被下落物击中、锐器伤、钝器伤、烧烫伤、溺水/溺死、动物伤害、窒息、中毒、电击伤、他伤/攻击伤。伤害地点分为活动室、操场、盥洗室、楼道、其他（要求注明）。伤害性质分为无意伤害、有意伤害、不确定。伤害部位分为头面部、眼部、牙齿、上肢、下肢、腰背部、胸腹部、其他（要求注明）。事故的登记范围包括：各种中毒、溺水、触电、气管异物、烧伤、烫伤、其他外伤、窒息、死亡、走失、失明等。事故愈后按照痊愈、好转、后遗症、死亡分类；根据发生时间、地点及损伤过程综合描述事故发生经过；填写医院或保健室的最后诊断和治疗意见；按分级分类标准划分事故性质，写出分析。

8. 传染病登记册（八号册）

登记范围为国家法定 39 种传染病及水痘、皮肤性传染病和沙眼。依照登记顺序，将地段保健科开具的复课证明粘贴至背面。

9. 大型玩具检查登记册（九号册）

由园内负责对大型玩具进行检查的人员登记。按各种大型玩具分别填写，及时记录检查中发现的问题及处理结果。

10. 视力矫治登记册（十号册）

登记范围包括体格检查中视力筛查异常的儿童。医院确诊与矫治情况应在该年度 8 月底统计。备注一栏填写儿童转归及离园日期等情况。

11. 龋齿矫治登记册（十一号册）

登记范围包括每次口腔检查患有龋齿的儿童，用龋齿"○"、矫治"⊖"表示儿童口腔情况。

（二）统计表

1. 出勤统计表（表 2-5）

按每月园内实际收托儿童数进行填写。实际收托儿童的天数应去除节假日及周六、周日。

表 2-5　出勤统计表

_____年_____月至_____年_____月

月份	在册人数	应出勤天数	应出勤人次数	实际出勤人次数	缺勤分析			
					出勤率(%)	病假人次	事假人次	其他人次
9 月								
10 月								
11 月								
12 月								
1 月								
2 月								
3 月								
4 月								
5 月								
6 月								
7 月								
8 月								
合计								

使用说明：

1. 凡有寒暑假的园所，全年出勤率的统计不包括 1～2 月和 7～8 月。

2. 年出勤率＝全年实际出勤人次数÷全年应出勤人次数（各月应出勤人次数之和）×100%。

月出勤率＝当月实际出勤人次数÷当月在册人数×当月应出勤天数×100%。

2. 体格发育统计表（表2-6）

提供营养不良性疾病和肥胖症统计表（统计表四）的部分数据；数据来源于身高（身长）体重登记表（统计表六）、儿童保健记录，填报每年大体检的结果；检查率＝实查人数÷应查人数×100％。

表2-6　体格发育统计表

_____年

年龄组（岁）	应查人数	实查人数	检查率（％）	年龄别体重（W/A）			年龄别身高（H/A）			身高别体重（W/H）			备注
				上	中	下	上	中	下	上	中	下	
0～1													
1～2													
2～3													
3～4													
4～5													
5～6													
6～7													
合计													

使用说明：填报每年6～8月体检结果。

3. 身高体重增长统计表（表2-7）

数据来源于身高（身长）体重登记表（统计表六），填报每年大体检的结果。可比人数是指有两年同期对比测量数值的人数，应剔除身高别体重大于等于中位数加两个标准差（W/H≥M＋2SD）的人数。

表2-7　身高体重增长统计表

_____年

年龄组（岁）	可比人数	身高、体重均增长的人数	增长率（％）	身高增长5 cm体重增长1.6 kg人数	增长合格率（％）	备注
0～1						
1～2						
2～3						
3～4						
4～5						

年龄组（岁）	可比人数	身高、体重均增长的人数	增长率（%）	身高增长5 cm体重增长1.6 kg 人数	增长合格率（%）	备注
5～6						
6～7						
合计						

使用说明：

1. 分析每年6～8月体检结果。

2. 可比人数：有两年同期对比测量数值并且剔除 W/H 评价大于等于 M+2SD 的人数。

增长率＝增长人数÷可比人数×100%。

增长合格率＝增长合格人数÷可比人数×100%。

4. 营养不良性疾病和肥胖症统计表（表2-8）

资料来源于每年大体检结果（体检表）；佝偻病患病率＝（活动期佝偻病＋恢复期佝偻病）÷实查人数×100%，贫血患病率＝（轻度＋中度＋重度）÷贫血实查人数×100%，营养不良患病率＝营养不良患病人数÷实查人数×100%，某类营养不良患病率＝某类营养不良例数÷实查人数×100%，肥胖患病率＝肥胖人数÷实查人数×100%。

表 2-8　营养不良性疾病和肥胖症统计表

_____年

年龄组（岁）	佝偻病				贫血				营养不良					超重及肥胖		
	实查人数	活动期			恢复期	实查人数	轻度	中度	重度	实查人数	低体重	消瘦	发育迟缓	严重慢性营养不良	患病人数	超重人数	W/H≥X+2SD人数	轻度及以上肥胖人数
		Ⅰ°	Ⅱ°	Ⅲ°														
0～1																		
1～2																		
2～3																		
3～4																		
4～5																		
5～6																		
6～7																		
合计																		

使用说明：

1. 分析每年6～8月体检结果。

第二章　保健医一日工作流程

2. 佝偻病患病率=活动期及恢复期患病人数÷0～2 岁受检人数×100％；0～2 岁儿童佝偻病患病率=＿＿％。

贫血患病率=贫血患病人数÷实查人数×100％；0～2 岁贫血患病率=＿＿％，3～6 岁贫血患病率=＿＿％，全园贫血患病率=＿＿％。

营养不良患病率=营养不良患病人数÷实查人数×100％；0～4 岁营养不良患病率=＿＿％，全园营养不良患病率=＿＿％。

某类营养不良发生率=某类营养不良例数÷实查人数×100％；低体重发生率=＿＿％，消瘦发生率=＿＿％，发育迟缓发生率=＿＿％，严重慢性营养不良发生率=＿＿％。

超重患病率=（大于等于身高标准体重 10％且小于身高标准体重 20％的人数）÷检查人数×100％。

W/H≥X＋2SD 率=W/H≥X＋2SD 人数÷检查人数×100％。

肥胖患病率=大于等于身高标准体重 20％的人数÷检查人数×100％。

5. 五官保健统计表（表 2-9）

数据来源于视力矫治登记册（十号册）、龋齿矫治登记册（十一号册）以及儿童保健记录，其中，沙眼数据来源于晨、午、晚检及全日健康观察登记册（一号册）和传染病登记册（八号册）。保健医生检查视力的结果符合低常标准的人数统计，可参见视力矫治登记册（十号册）中"两周后视力复查"的视力异常人数。

表 2-9　五官保健统计表

＿＿＿＿年

	年龄组（岁）	应查人数	实查人数	检出龋齿		新生龋人数／可比人数	矫治龋齿		龋患率（％）	龋均	新龋率（％）	矫治率（％）	
				人数	颗数		人数	颗数				人	牙
口腔	1～2												
	2～3												
	3～4												
	4～5												
	5～6												
	6～7												
	合计												

年龄组(岁)	应查人数	实查人数	园内检查低常人数	医院确诊* 就诊人数	低常人数 弱视	低常人数 其他	视力低常* 人数	视力低常* 率(%)	视力矫治* 人数	视力矫治* 率(%)	沙眼* 患病人数	沙眼* 矫治人数
3~4												
4~5												
5~6												
6~7												
合计												

（眼）

年龄组(岁)	在册儿童人数	听力筛查人数	听力筛查未通过人数	听力损失人数（既往）	本年度医院确诊* 就诊人数	本年度医院确诊* 听力损失人数	本年度医院确诊* 矫治人数	备注
1~2								
2~3								*本表内数字以8月31日为准
3~4								
4~5								
5~6								
6~7								
合计								

（听力）

使用说明：

1. 口腔：

（1）填写大查体口腔检查结果，数据来源于龋齿矫治登记册（十一号册）。

（2）可比人数：有同期对比口腔检查结果的人数。

新生龋人数：有同期对比口腔检查结果且新生龋的人数。

（3）患龋率％＝检出龋齿的人数÷实查人数×100％。

龋均＝检出龋齿的总颗数÷实查人数。

新龋率＝可比人数中当年新龋发生人数÷可比人数×100％。

矫治率＝矫治人数÷检出龋齿人数×100％。

2. 眼：

（1）数据来源于视力矫治登记册（十号册）。

（2）园内检查视力低常人数：4岁儿童单眼裸眼视力≤0.6人数；5~6岁儿童单眼裸眼视力≤0.8人数。

（3）弱视患病率＝经医院确诊为弱视的儿童数÷实查人数×100％。

视力低常患病率＝视力低常人数÷实查人数×100％（视力低常人数＝医院确诊视力低常人数＋保健人员确诊低常但未去医院就诊人数）。

视力矫治率＝矫治人数÷视力低常人数×100％（矫治人数＝经医院确诊低常并进行矫治或观察人数）。

3. 听力：

（1）数据来源于儿童保健记录。

（2）听力筛查人数：在每年一次的体检中使用符合"儿童听力筛查设备技术参数"的听觉评估仪进行听力筛查的人数，其中包括已确诊的听力损失人数。

听力损失人数（新发、既往）：根据听力诊断中心确诊的人数进行统计，其中新发指诊断时间为本年度，既往指诊断时间为非本年度。

（3）听力筛查率＝听力筛查人数÷在册儿童数×100％。

听力损失患病率＝听力损失人数÷听力筛查人数×100％（听力损失人数＝既往听力损失人数＋本年度医院确诊听力损失人数）。

6. 身高（身长）体重登记表（表 2-10）

计算机统计可不填此表。

表 2-10　身高（身长）体重登记表

姓名	出生日期	性别	年　月　日							年　月　日								年　月　日							
			年龄	体重	W/A	身高	H/A	W/H		年龄	体重	W/A	增长	身高	H/A	增长	W/H	年龄	体重	W/A	增长	身高	H/A	增长	W/H

使用说明：

1. 此表填写每年 6～8 月体检数字。

2. 如用计算机进行统计可不用此表。

7. 托儿所、幼儿园儿童出勤登记表（表2-11）

表2-11　托儿所、幼儿园儿童出勤登记表

班级：　　　　　　　　　　　　　　　　　　　　　　　　　　　___年___月

姓名	日期							备注
	1	2	3	4	5	...	31	

使用说明：

1. 由班上保教人员填写。

2. 按下列符号填写：①"√"代表出勤，"×"代表病假，"⊖"代表事假；②缺勤儿童先画"○"，待三天内查明原因后补全相应符号。

3. 在备注一栏中统计事假人次、病假人次及其他人次。

8. 儿童疾病统计表（表2-12）

按学年进行统计；记录单位为常见病的发病例数；全年数据来源于晨、午、晚检及全日健康观察登记册（一号册）中儿童疾病总例数（包括每年在园儿童大体检数字）；疾病栏的空格可根据园内所发生的疾病进行填写。

表2-12　儿童疾病统计表

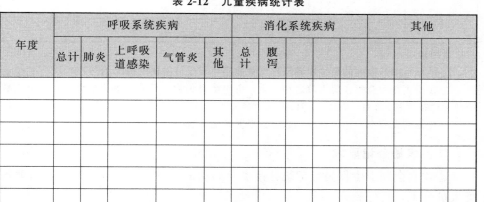

年度	呼吸系统疾病					消化系统疾病			其他		
	总计	肺炎	上呼吸道感染	气管炎	其他	总计	腹泻				

使用说明：

1. 表中疾病栏的空格可根据园内发病情况补充填写。

2. 此表统计按照学年进行（上一年9月至当年8月）。

3. 数字来源于晨、午、晚检及全日健康观察登记册（一号册）中儿童疾病总例数。

9. 传染病发病统计表（表2-13）

目的是了解全园每年传染病的总发病数，计算传染病发病率；数据来源于传染病登记册（八号册）；在册人数＝全年在册人数总和÷全年应出勤月份数

（有寒暑假的园所不计算 1 月、2 月、7 月、8 月），人数指发病例数；传染病发病率＝年内发病例数÷在册儿童数×100％。

表 2-13　传染病发病统计表

＿＿＿年至＿＿＿年

年度	在册人数	肝炎						各类传染病总计	
		人数	发病率（％）	人数	发病率（％）	人数	发病率（％）	人次数	发病率（％）

使用说明：

1. 纵标目中传染病的名称由各园根据本园实际发生传染病的情况填写。

2. 在册人数＝全年在册人数之和÷全年应出勤月份数（凡有寒暑假的园所，在册人数统计不包括 1 月、2 月、7 月、8 月）。

3. 传染病发病率＝年内发病例数÷在册儿童数×100％。

二、表册登记要求

①建立全园卫生保健登记统计制度及妇幼二期系统运行维护制度，明确各类人员分工，责任到人。

②卫生保健人员负责登记统计工作，指导园所保教人员正确填写相关卫生保健登记表册，按照工作要求及时做好登记表册及年报表的填写与上报工作；应用统计结果分析园所内相关问题，写入每年工作总结，指导实际工作。

③园所内其他保教人员按照工作要求填写相应记录，班级人员填写交接班登记册及出勤登记表，园所内专人负责填写大型玩具检查登记册。

三、登记表册与年报的关系

(一)登记表册与托儿所、幼儿园0~6岁集体儿童保健年报的关系

表2-14 登记表册与托儿所、幼儿园0~6岁集体儿童保健年报的关系

序号	中文名称		数据与来源	计算公式	时段统计指标项
1	集体在册儿童数		儿童保健记录、儿童花名册	指统计年度内在3~8月体检的集体在册儿童数;参加体检儿童的年龄计算以儿童参加体检时的年龄为准;未参加体检儿童年龄计算以其所在托幼机构体检时间为标准时点	当年8月31日
2	健康管理人数		儿童健康检查记录表	当年大体检(3~8月体检)进行了1次以上的体检人数合计,体检项目同时包括身高、体重、腹部	体检日期
3	系统管理人数		儿童健康检查记录表	按年龄要求接受4∶1体检的人数合计,体检项目同时包括身高、体重、内科检查(心脏、肺部、腹部)、血红蛋白值	体检日期
4	入园体检	入园儿童人数	新入园儿童花名册	上一年9月1日至当年8月31日入园和转园的人数合计	入园日期、转入日期
5		体检儿童人数	入园体检表及转园证明	上一年9月1日至当年8月31日体检合格入园和转园的人数合计	入园日期、转入日期
6	儿童体格发育评价	低体重人数	儿童保健记录、体弱儿童及肥胖儿童登记册、营养不良性疾病和肥胖症统计表	大体检(3~8月体检)中年龄别体重评价为"下"的人数合计	体检日期
7		生长迟缓人数		大体检(3~8月体检)中年龄别身长评价为"下"的人数合计	
8		消瘦人数		大体检(3~8月体检)中身长别体重评价为"下"的人数合计	
9		超重人数		大体检(3~8月体检)中身长别体重评价为"中上"的人数合计	
10		肥胖人数		大体检(3~8月体检)中身长别体重评价为"上"的人数合计	

续表

序号	中文名称		数据与来源	计算公式	时段统计指标项
11	听力	筛查人数	儿童健康检查记录表	大体检（3～8月体检）中听力筛查选择已筛的人数合计	体检日期
12		新发听力损失人数	儿童保健记录听力筛查	本年度新发生的听力损失儿童数	
13		既往听力损失人数		既往已上报、目前仍然在园的听力损失儿童数	
14	佝偻病	实查人数	儿童健康检查记录表	大体检中填写了佝偻病症状、体征的人数合计	体检日期
15		早期患病人数		健康评价选中佝偻病早期的人数合计	
16		活动期患病人数		健康评价选中佝偻病活动期的人数合计	
17		恢复期患病人数		大体检中健康评价选择恢复期的人数合计	
18	贫血	实查人数	儿童保健记录、体弱儿童及肥胖儿童登记册，营养不良性疾病和肥胖症统计表	填写了血红蛋白值的人数合计	体检日期
19		轻度患病人数		健康评价中贫血选择"轻度"的人数合计	
20		中度患病人数		健康评价中贫血选择"中度"的人数合计	
21		重度患病人数		健康评价中贫血选择"重度"的人数合计	
22	龋齿	实查人数	儿童保健记录、龋齿矫治登记册，五官保健统计表	大体检（3～8月体检）录入龋齿矫治情况（牙式图）的人数合计	体检日期
23		患病人数		大体检（3～8月体检）中龋齿颗数大于0的人数合计	
24		新龋病人数		在可比人数中，本年龋齿数量多于上一年的人数合计	
25		可比人数		入园后两年大体检（3～8月体检）龋齿及矫治情况有结果的人数合计	

42

序号	中文名称		数据与来源	计算公式	时段统计指标项
26	龋齿	矫治人数	儿童保健记录、齿矫治登记册、五官保健统计表	大体检(3~8月体检)中矫治颗数大于0的人数合计	体检日期
27		患龋颗数		大体检(3~8月体检)中所有儿童患龋颗数合计	
28		矫治颗数		大体检(3~8月体检)中所有儿童矫治颗数合计	
29	视力	实查人数	儿童保健记录、视力矫治登记册、五官保健统计表	大体检(3~8月体检)中4岁以上有视力检查结果的人数合计	体检日期
30		低常人数		两周后复检查结果视力低常但未去医院就诊的人数与确诊的人数合计	两周后复检日期 视力复检日期
31		弱视人数		非正常名称选择弱视的人数合计	检查日期
32		矫治人数		填写了矫正方法的人数合计	检查日期

(二)登记表册与托儿所、幼儿园0~6岁儿童传染病年报的关系

表2-15 登记表册与托儿所、幼儿园0~6岁儿童传染病年报的关系

序号	中文名称		数据与来源	计算公式	时段统计指标项
1	管理园所数		托幼园所基本情况	如果当年8月31日园所内已有儿童体检信息则算作一个管理园所数,如果没有录入则不计算为管理园所数	统计年度内
2	传染病发病园所		儿童传染病登记册	上一年9月1日至当年8月31日传染病登记不全为空的园所数合计	发病日期
3	暴发病园所数		儿童传染病登记册	上一年9月1日至当年8月31日传染病登记册记录为暴发的园所数合计	发病日期
4	总计	发病	儿童传染病登记册	甲类、乙类、丙类、其他传染病发病例数合计	发病日期
5		暴发	儿童传染病登记册	甲类、乙类、丙类、其他传染病暴发例数合计	发病日期

续表

序号	类别	中文名称		数据与来源	计算公式	时段统计指标项
6	甲类	发病		传染病登记册、儿童复课证明	鼠疫或霍乱的例数合计	发病日期
7		暴发			鼠疫或霍乱，同时暴发的例数合计	
8	乙类	病毒性肝炎	发病		病毒性肝炎的例数合计	发病日期
9			暴发	传染病登记册、儿童复课证明	病毒性肝炎，同时暴发的例数合计	
10		痢疾	发病		痢疾的例数合计	
11			暴发		痢疾，同时暴发的例数合计	
12		猩红热	发病		猩红热的例数合计	
13			暴发		猩红热，同时暴发的例数合计	
14	乙类	麻疹	发病		麻疹的例数合计	发病日期
15			暴发	传染病登记册、儿童复课证明	麻疹，同时暴发的例数合计	
16		其他	发病		其他乙类传染病的例数合计	
17			暴发		其他乙类传染病，同时暴发的例数合计	
18	丙类	流行性腮腺炎	发病		流行性腮腺炎的例数合计	发病日期
19			暴发	传染病登记册、儿童复课证明	流行性腮腺炎，同时暴发的例数合计	
20		急性出血性结膜炎	发病		急性出血性结膜炎的例数合计	
21			暴发		急性出血性结膜炎，同时暴发的例数合计	
22		手足口病	发病		手足口病的例数合计	
23			暴发		手足口病，同时暴发的例数合计	

序号	中文名称		数据与来源	计算公式	时段统计指标项
24	其他·水痘	发病	传染病登记册、儿童复课证明	水痘的例数合计	
25		暴发		水痘、同时暴发的例数合计	发病日期

（三）登记表册与托儿所、幼儿园卫生保健人员基本情况年报（表 2-16）

表 2-16 登记表册与托儿所、幼儿园卫生保健人员基本情况年报的关系

序号	中文名称			数据与来源	计算公式	时段统计指标项
1	平均在册儿童数	总数		出勤登记表、出勤统计表	上一年 9 月、10 月、11 月、12 月、当年 3 月、4 月、5 月、6 月的月底最后一天收托儿童数之和除以 8	
2		男生				
3		女生				
4	卫生保健人员情况	总计		保健医培训证、保健医学历证明	当年 8 月 31 日园所园保健人员的人数合计	当年 8 月 31 日
5		合计			当年 8 月 31 日园所专职保健人员和研究生本科的人数合计	
6		专职保健人员·医学学历	大学本科	保健医培训证、保健医学历证明	当年 8 月 31 日专职保健人员中有医学学历，并且学历为研究生和本科的人数合计	当年 8 月 31 日
7			大专		当年 8 月 31 日专职保健人员中有医学学历，并且学历为大专的人数合计	
8			中专		当年 8 月 31 日专职保健人员中有医学学历，并且学历为中专的人数合计	

南通市卫生保健园二幼

序号			中文名称	数据与来源	计算公式	时段统计指标项
9	卫生保健人员情况	专职保健人员 · 非医学学历	大学本科	保健医培训证、保健医学学历证明	当年8月31日专职保健人员中非医学学历，并且学历为研究生和本科的人数合计	当年8月31日
10			大专		当年8月31日专职保健人员中非医学学历，并且学历为大专的人数合计	
11			中专		当年8月31日专职保健人员中非医学学历，并且学历为中专的人数合计	
12			高中		当年8月31日专职保健人员中非医学学历，并且学历为高中的人数合计	
13			初中		当年8月31日专职保健人员中非医学学历，并且学历为初中的人数合计	
14			小学		当年8月31日专职保健人员中非医学学历，并且学历为小学的人数合计	
15		专业职称	主任医师（护师）	保健医培训证、保健医学职称证明	当年8月31日专职保健人员，专业职称为主任医师（护师）的人数合计	当年8月31日
16			副主任医师（护师）		当年8月31日专职保健人员，专业职称为副主任医师（护师）的人数合计	
17			主治医师（护师）		当年8月31日专职保健人员，专业职称为主治医师（护师）的人数合计	
18			医师（护师）		当年8月31日专职保健人员，专业职称为医师（护师）的人数合计	
19			医士（护士）		当年8月31日专职保健人员，专业职称为医士（护士）的人数合计	
20			无医学专业职称		当年8月31日专职保健人员，无专业职称的人数合计	

（四）登记表册与托儿所、幼儿园 0～6 岁儿童伤害、事故年报（表 2-17）

表 2-17　登记表册与托儿所、幼儿园 0～6 岁儿童伤害、事故年报间的关系

序号	中文名称		数据与来源	计算公式	时段统计指标项
1	管理园所数		托幼园所基本情况	当年 8 月 31 日托幼园所基本情况不为空的机构数合计	
2	发生伤害的园所数		儿童伤害与事故登记册	上一年 9 月 1 日至当年 8 月 31 日儿童伤害个案登记表不全为空的园所数合计	伤害日期
3	发生事故的园所数		儿童伤害与事故登记册	上一年 9 月 1 日至当年 8 月 31 日儿童事故登记表不全为空的园所数合计	伤害日期
4	伤害	交通事故	儿童伤害与事故登记册中儿童伤害登记记录	伤害分类选择交通事故的例数合计	伤害日期
5		跌伤		伤害分类选择跌伤的例数合计	
6		被下落物击中		伤害分类选择被下落物击中的例数合计	
7		锐器伤		伤害分类选择锐器伤的例数合计	
8		钝器伤		伤害分类选择钝器伤的例数合计	
9		烧烫伤		伤害分类选择烧烫伤的例数合计	
10		溺水/溺死		伤害分类选择溺水/溺死的例数合计	
11		动物伤害		伤害分类选择动物伤害的例数合计	
12		窒息		伤害分类选择窒息的例数合计	
13		中毒		伤害分类选择中毒的例数合计	
14		电击伤		伤害分类选择电击伤的例数合计	
15		他伤/攻击伤		伤害分类选择他伤/攻击伤的例数合计	
16	事故	集体食物中毒	儿童伤害与事故登记册中儿童事故登记记录	登记范围选择集体食物中毒的例数合计	伤害日期
17		切割伤裂伤		登记范围选择切割伤裂伤的例数合计	
18		骨折		登记范围选择骨折的例数合计	
19		脱臼		登记范围选择脱臼的例数合计	
20		脑震荡		登记范围选择脑震荡的例数合计	
21		血肿		登记范围选择血肿的例数合计	
22		走失		登记范围选择走失的例数合计	

第二章　保健医一日工作流程

正确使用统计软件

随着各种统计软件的使用，保健医的工作量减轻了很多，常常是数据录入电脑就觉得万事大吉了，不再需要对着一本本儿童保健记录数到头痛。但是在年报生成之后，保健医小平在年报质控的过程中遇到了难题。年报质控中发现小平上报的系统管理率只有80％，儿童视力低常发生率高达30％，而实际情况是小平所在园所的所有孩子都按照要求进行了体格检查、血色素检查，视力低常的孩子也没有那么多。到底是什么地方错了呢？为了确定真实的数据是什么样的，小平开始重新核对每一本儿童保健记录上面的体检信息，核对每一本登记册、每一张统计表。经过几个昼夜的奋战，小平终于发现了问题的根源，原来她使用的统计软件对于数据录入的完整性要求很高。小平所在园所大体检当天有一部分孩子没有来，不过后来都去社区卫生服务中心自行补做了体检，但是这部分孩子的血色素数据没有录入软件，软件生成的报表中系统管理人数就少了这些孩子。视力低常人数要求统计初筛异常两周后复查依然低常的这部分儿童，但是小平用的软件上报的视力低常儿童数是把所有初筛数据做了上报。经过反复查对，除了系统管理和视力低常以外，还有很多软件生成的数据与实际情况有很大差距。虽然相差的人数只有个位数，但在年报上报中也是不允许的。有了这次的经验，小平再次进行年报上报的时候都会将年报数据仔细与体检记录、登记册及统计表核对，以保证上报数据的准确性。

【分析和提示】

统计软件在极大地减轻了保健医工作量的同时，也带来了很多原来没有遇到过的问题。在进行数据统计、上报、分析的过程中，保健医要对数据来源做到心中有数，报表完成后仔细核对数据间的逻辑关系、相关指标完成情况及与基础数据的吻合度。只有保证了数据的准确性，才能真实反映出园所各项卫生保健工作的情况。

让表册里的数据变成报告

王老师是一所一级一类幼儿园的保健医，做了多年卫生保健工作，可以说比较得心应手。但是今年幼儿园准备申报市示范幼儿园了，这就对王老师的卫生保健工作提出了更高的要求，其中一项就是要对现有卫生保健数据进行分析。这可难坏了王老师。已经年过四十的王老师本来对电脑就不是很熟悉，如何完成一份有用的数据分析呢？为此，王老师反复翻看手中现有的数据，最后她决定先从体质测试数据开始。经过一系列的比较，王老师发现不同班级、不同年龄的孩子体质测试成绩很不相同。她发现园所下肢运动的成绩普遍比较好，而上肢力量和柔韧度比较差，而且有的两个平行班之间体质测试的完成情况相差数倍。经过进一步分析，她发现有一个偏重舞蹈的中班孩子在坐位体前屈这种柔韧度监测项目上表现非常好。王老师将她的发现写了一份报告交给了园长，她建议将舞蹈中一些锻炼柔韧性的动作加到平时的课间操里，还建议在幼儿户外活动中重点增加上肢力量和技巧的练习。园长对这份报告很重视，组织教师、保健医一起研讨，共同改进园所的运动项目。经过一个学期的努力，园所幼儿各项成绩都出现了进步。这时，王老师才真正意识到表册里的数据原来可以反映很多方面的问题，只有真正让数据"活"起来，才能将卫生保健工作做得更好。

【分析和提示】

数据分析不仅是对市级示范幼儿园的要求，也是保健医体现工作价值、争取园所支持的重要手段。在保证数据准确的基础上对相应数据进行分析，查找自身问题和亮点，对于促进卫生保健工作的开展有着不可替代的作用。希望有越来越多的保健医能够学着利用园所各项统计数据，促进幼儿更加健康地发展。

第八节　家长工作

一、家长工作的重要性及要求

（一）重要性

幼儿园家长工作是园所与家庭通过双向互动共同促进幼儿身心发展的一系列工作，是家园共育的重要组成部分。家庭环境对幼儿健康的影响很多时候要大于园所本身，所以家园共育工作在任何时候都是幼儿园各项工作顺利开展的有力保障。做好家长工作的基础是对幼儿耐心细致的观察和了解，充分了解幼儿也是取得家长信任的前提。好的家长工作的开展往往可以事半功倍，可以让很多单纯在家庭或幼儿园不能解决的幼儿健康问题很好地得到解决，切实促进幼儿健康成长。

（二）要求

1. 时机

家长工作的时机很重要，新生家长会及新学年家长会是重要的沟通时间，可以全面将园所卫生保健工作向家长进行详细说明。一般日常问题的沟通选在早来园、早操和晚离园时比较合适，一般要单独沟通，避免当众谈及幼儿问题。对于一些幼儿日常沟通难以解决的问题或反复沟通仍存在的问题，可以选择单独约谈的方式，选择尽量不影响家长工作的时间，深入了解幼儿问题迟迟得不到解决的内在原因。每学期的家长会也是家长工作的重要时机，将一些幼儿存在的共性问题或家长抚养幼儿时容易存在的误区进行宣讲，可以让家长在这些问题上相互交流，得到最佳的育儿方式。日常的电话沟通和网络联系也是有效的沟通方式，主要用于了解缺勤原因、近期安排及提醒日常事务。

2. 对象

最佳家长工作对象应是幼儿父母。目前日常接送人多是幼儿的爷爷奶奶或姥姥姥爷，有的甚至是保姆，这些接送人不是家长工作的最佳对象，但可以进行一些日常事务的沟通及通知。

3. 态度

教师在家长工作中，无论何时都应主动接待家长，态度要和蔼可亲。对家长提出的要求、困难，应尽最大努力满足和解决，自己解决不了的要及时与园领导沟通协调，最后给家长回复。孩子在园发生问题，教师要主动做好家长的解释和安慰工作。孩子在园发生磕碰伤、意外情况，教师要及时向家长汇报，并进行家访看望。教师要向家长宣传班级工作、卫生防病和健康知识、教育方法等。对家长的意见要耐心、虚心听取和接受，并做好服务工作。每学期征求家长意见，了解家长所需所求，让家长满意。

4. 家长带药

教师要了解幼儿身体情况及带药原因。家长要在服药单上写清幼儿姓名、药名、服法、服量、服药时间并签字。教师明确带药原因和服法、服量后，按照家长要求按时给幼儿服药。服药时要先核对幼儿姓名和药名，看到孩子把药全部吃完再让孩子离开，教师签字。幼儿药袋或药瓶保留三天。幼儿离园时，教师要向家长说明服药情况。

二、家长工作的重点内容

（一）日常家长联系的内容

1. 幼儿缺勤原因调查

由班级教师对每日缺勤幼儿进行电话调查，区分病假、事假及是否离开本地区，并在缺勤追踪记录上如实记录，如有发生传染病或前往疫区的幼儿，依照园所相关管理制度进行管理。

2. 幼儿服药情况登记

依照医生处方及家长签字确认的服药单确定幼儿带药的使用方法，应向家长核实清楚服药时间、服药剂量、有无禁忌及服药后相关注意事项，对于不适合园内使用的药品及时向家长解释原因，争取家长的理解和支持。

3. 幼儿预防接种告知

依照幼儿园所在地区社区卫生服务中心地段保健科要求，按时督促家长及时为幼儿进行相应预防接种，并依照疾控中心要求进行登记。

4. 幼儿在园外伤、疾病等问题告知

幼儿在园出现意外伤害或发生疾病，及时与家长进行沟通，详细描述幼儿情况。一般情况下，应依照家长意愿等待家长来园或及时送至家长认可的医院，紧急情况下可先进行急救处理，同时与家长取得联系。

（二）肥胖儿管理中的家长联系

1. 家庭膳食指导

①平日离园后膳食原则。家庭中避免甜饮料或碳酸饮料，尽量选择白开水；根据幼儿一日食谱选择可能的晚点食材，一般可选择水果及奶制品；避免食用洋快餐、干果、冰激凌、油炸食品、巧克力等；可适当准备新鲜蔬菜水果等健康食品，满足幼儿进食的心理需求。

②周末家庭膳食原则。依据吃好早餐、吃饱午餐、清淡晚餐的原则，尽量避免外出就餐；培养幼儿细嚼慢咽的习惯，控制进餐速度；家中不存放零食、甜饮料等高热量食品；提倡多进食鱼、虾、蛋、奶等食物。

2. 健康生活行为指导

①幼儿行为。培养幼儿离园回家后不再加用晚餐，并增加离园后的户外活动时间；要求幼儿帮助做家务，如扫地、摆椅子、收餐具等，既可培养幼儿的责任感又可增加活动量；培养幼儿按时作息，保证睡眠时间，促进身高增长；减少静坐活动，如看电视、画画、拼插玩具等；可适当参加课外运动兴趣班，如游泳、轮滑等。

②家长行为。转变家长观念，充分认识肥胖的危害，积极寻找幼儿肥胖的原因；依据科学数据了解幼儿肥胖程度，尤其是家中的老人应避免依靠主观感觉判定幼儿是否肥胖；家长要以身作则，改变自身不良生活习惯，如久坐、挑食、边看电视边进食等，家长要主动增加自身的户外活动时间，与幼儿一起动起来；家长自身要保证合理的作息时间，带动幼儿建立良好的生活行为方式。

3. 家庭亲子游戏活动指导

①帮助家长选择适当的游戏运动场地，无论室内外均应保证地面平坦、防滑、无障碍物；尽量选择互动式运动游戏，增加游戏的趣味性、竞技性及角色性。

②游戏活动时着装应适合运动；要提前进行准备活动；注意观察幼儿运动量并及时调整；提前准备好适量温开水，补充幼儿运动所需水分；合理控制运动时间，一般每次 30 分钟。

（三）不良习惯矫正

1. 幼儿情绪问题

幼儿对自身情绪的控制能力不良，应特别关注在特定情况下易发生情绪波动的幼儿，及时与家长联系进行矫正。例如，有的幼儿一般情况下情绪正常，但遇到问题或困难的时候就会大哭大闹，在园所进行矫正的同时应积极进行家园互动，发现幼儿行为习惯的诱因，通过冷处理、鼓励幼儿解决问题以及配合家园互动，共同矫正幼儿情绪问题。

2. 幼儿社会适应不良

有些幼儿存在攻击性行为，小班幼儿可能因为争抢玩具，大班幼儿可能存在故意攻击的情况。针对这些问题，应根据对幼儿攻击性行为性质的判断，挖掘幼儿行为问题的形成原因，根据原因循序渐进地进行矫正，并将家庭养育问题及时与家长沟通，争取家庭支持。

3. 病理性问题干预

在幼儿出现难以纠正的不良习惯时，应考虑是否存在病理性因素，如注意力缺陷多动障碍、感觉统合失调或孤独症倾向，如怀疑幼儿有上述问题，应尽快督促家长带幼儿到专科医院进行进一步的诊断和治疗。

（四）口腔保健管理中的家长联系

1. 口腔保健基本知识

家长能够正确了解儿童口腔知识是配合园所开展各项口腔保健工作的基础。只有家长充分了解乳牙的重要性及正确的口腔保健知识，才能切实保证幼儿口腔卫生。此类信息一般包括正确的刷牙方法、牙齿的生长规律、龋齿的形成过程、对牙齿有益及有害的食物、保护牙齿的好习惯等，此类知识一般通过宣传栏、家长信、网站等方式传达。

2. 氟化泡沫防龋

每年两次免费的氟化泡沫防龋工作是保健医的例行工作。依据现行政策，小班时签订过的知情同意书三年内有效，无须重复签订，所以在小班时应当尽量争取家长理解，提高氟化泡沫覆盖率。同时，在防龋工作开始前，要通知家长采取相应的准备措施，若不能全天出勤，则要告知家长氟化泡沫操作后30分钟不能吃饭及漱口。

3. 患龋幼儿矫治

有些家长存在一些误区，认为乳牙还要更换没有必要矫治，或者因为工作忙把矫治时间一再拖后，认为龋齿矫治是无关紧要的事。这就需要通过家长信、个别谈话等方式，让家长认识到幼儿目前的患龋情况及其危害性，指导家长选择最适合的矫治方式。

（五）眼保健管理中的家长联系

1. 眼保健知识宣教

近年来视力低常发生率居高不下，家长能够正确了解儿童眼知识是配合园所开展各项眼保健工作的基础。只有家长充分了解幼儿视觉发展的重要性及正确的眼保健知识，才能切实保证幼儿用眼卫生。此类信息一般包括正确的看书方法、儿童眼保健操、儿童视觉发展规律、近视的形成过程、对视觉发育有益的食物、保护眼睛的好习惯等，此类知识一般通过宣传栏、家长信、网站等方式传达。

2. 视力低常儿童家长工作

与龋齿矫治比较，视力低常幼儿的家长工作更易开展。这就要求保健医清楚地掌握视力低常幼儿的规范管理流程，督促家长定期复查、干预治疗。由于目前电子产品广泛使用，家长在家里也要以身作则，增加户外活动，减少静坐及使用手机、电视等电子产品的时间，做好家园配合，共同保障幼儿的视觉系统健康发展。

（六）卫生保健知识宣传

卫生保健知识涵盖内容非常广泛，包括儿童生长发育规律、营养膳食、传染病管理、儿童常见病、五官保健知识、幼儿安全管理、幼儿心理问题干预等。这些内容要根据本园实际情况和重点卫生保健问题有计划、有重点、分主题进行，可采取的形式也多种多样，关键是要正确评估效果，切实起到健康宣教的作用。

（七）个别儿童问题的沟通

个别儿童问题，如挖鼻孔、说谎等，需要在一个相对独立的空间进行沟通，沟通的时候讲求方式方法，尽量先选择幼儿在园的优点、闪光点进行鼓励，而后逐步过渡到存在的问题，让家长易于接受。同时，对于家长的反应也要加以指导，让家长选择正确的方式教育幼儿，避免对幼儿造成心理伤害。

（八）征求家长对园所工作的意见和建议

在日常与家长沟通联系的过程中，也要不断收集家长对园领导、教师及饮食、环境的意见和建议，及时改进存在的问题，必要时可以邀请提建议的家长参加讨论，让家长在了解园所情况的前提下，理解配合园所各项工作。

远离"小眼镜"

一年一度的大体检结束了，5 岁的小明视力从去年的 0.8 降为 0.6，保健老师很着急但是一直见不到小明的父母。小明的父母工作一直很忙，爸爸总是在出差，而妈妈下班总是很晚，不能来接孩子。最近小明迷上了动画片，爷爷奶奶对他也是百依百顺，属于家长工作的"老大难"。为此，保健老师多次联系了小明的奶奶，反复强调幼儿眼睛的重要性，但小明的奶奶认为孩子现在什么都能看清楚，不存在什么问题。在很多次家长工作失败以后，保健老师直接给小明的妈妈打了电话，约了一个单独的时间进行谈话。通过这次谈话，保健老师将小明平时的表现给他的妈妈做了一个详细的介绍，包括孩子点点滴滴的进步，如身高体重增长都很快、吃饭从用勺改为了用筷子、穿衣服除了自己穿好还能帮助其他小朋友等，最后谈到孩子的视力问题。因为孩子6岁就要上小学了，如果视力迟迟得不到改善很有可能影响以后的功课，这么漂亮的孩子如果戴上小眼镜多可惜，而且孩子现在视力低常是因为用眼过度，只要孩子不再迷恋动画片，视力很有可能得到恢复。经过这次深入的交谈，小明的妈妈也反省了自己对孩子的疏忽，差点错过了小明的成长。此后，小明的妈妈开始放下手中的工作，尽可能多花时间带小明进行一些户外活动，减少室内活动的时间。三个月后，通过坚持不懈的家园配合，不但小明的视力得到了改善，小明的父母也越来越关注孩子的幼儿园生活。

【分析和提示】

对于家长工作反复失败的情况要善于查找原因，让家长明白卫生保健的目标与家长的目标是一致的，努力争取幼儿父母的理解和支持。只有家长真正认识到问题的重要性并且掌握了正确的解决方法，才能让家长主动与幼儿园配合，共同守护幼儿的健康。

不再哭闹的奇奇

奇奇小朋友活泼好动，性格开朗，平时很喜欢帮助老师和小朋友做事情，在各方面表现都很突出，但是每当遇到困难，她总是大叫或哭闹引起大人的注意，来帮助她解决困难。针对这些问题，保健医制订了周详的计划。

首先是冷处理。在幼儿园日常生活学习中，奇奇难免会和其他幼儿发生小矛盾。每当她大叫或哭闹时，我们都佯装没听见，旁观她会怎样处理。刚开始时她会歇斯底里地闹上好一会儿，但见没人理她，慢慢也就停止了。我们见她冷静地差不多了，才走过去，心平气和地轻声问她发生了什么事、这件事她自己能处理吗，并鼓励她一定能行。通过反复纠正，奇奇小朋友每次遇矛盾就哭闹的行为在时间上逐渐减少了，她开始试着寻求其他正确的方法来解决。因为她知道老师是不会来帮助处理的，只有靠自己解决。

然后是家园合作，共同纠正。为了更好地纠正奇奇小朋友的问题，我们跟奇奇父母进行了一次次沟通，了解到奇奇在家时一般遇事都是父母或爷爷奶奶帮助解决。因此，我们与父母商讨出了一套方法：以后奇奇在家遇到困难时大家不再一味帮助，而且让她自己冷静思考，想出一种解决办法后告诉大人再继续做事。经过父母一次次的暗示、提醒与讲道理、分析，奇奇小朋友在家的表现也好多了。

最后，为了强化奇奇小朋友自己解决困难的能力，保健医和她达成协议：每次只要她自己解决困难就可以来告诉保健老师，保健老师会奖励她一颗五角星，到学期结束五颗五角星可以换一朵大红花。她欣然同意了。在平时，老师会在她遇到问题时提醒并鼓励她自己解决。到学期结束时她竟拿到了六朵大红花。经过一学期老师、家长、孩子的共同努力，奇奇小朋友遇事就哭闹的不良行为有了明显改善，而且还会帮助别的小朋友解决困难呢！同时，她也更受其他小朋友喜欢了。

【分析和提示】

保健医在与家长沟通的过程中，遇到任何幼儿行为问题都应尽可能选择表扬的方式，积极发现幼儿的闪光点并及时与家长进行沟通，争取家长的支持，对于幼儿点滴的进步都要给予鼓励，强化已经建立的良好行为，做好家园配合，逐步纠正幼儿的不良行为。

第二章 保健医一日工作流程

第三章　卫生保健常规工作

卫生保健常规工作是为保证在园儿童身心正常发展和健康成长而实施的各种措施的工作依据。幼儿园必须通过卫生保健工作，包括科学安排幼儿一日生活、提供合理的营养膳食、定期体检、进行疾病的防治和生活卫生常规的培养、加强体格锻炼以及建立安全措施等一系列工作，实施良好的保育和教育，促进幼儿健康成长。

本章依据卫生部《托儿所幼儿园卫生保健工作规范》《全国儿童保健工作规范（试行）》，参考《北京市托儿所、幼儿园卫生保健工作常规》，结合工作实际情况，撰写卫生保健常规工作章节，旨在为幼儿园在实施卫生保健工作任务的过程中创设适当的环境，采取必要的保健安全措施，促进全体幼儿的身心健康。本章主要以文字形式对卫生保健工作加以解释（图3-1），具体流程图解参见第六章。

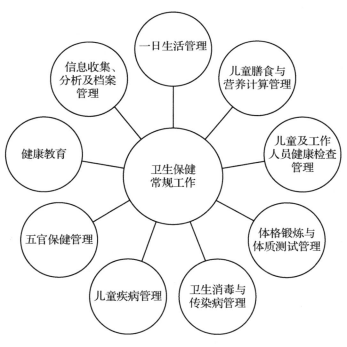

图3-1　第三章内容结构图

第一节　一日生活管理

一、目的及管理内容

（一）目的

合理安排幼儿的一日生活有利于保护幼儿神经、消化系统及其他各器官和系统的正常发育，培养幼儿良好的生活习惯。

（二）管理内容

①根据园（所）内幼儿的年龄特点，结合本园（所）实际情况，制定出本园（所）的幼儿一日生活制度。保健人员参与制定园（所）内幼儿作息时间安排以及一日生活中的各个生活环节（活动、就餐、喝水、如厕、盥洗、睡眠等）的生活护理要求。

②保健人员每周应对各班幼儿执行一日生活制度的情况进行有目的的检查，及时发现问题并予以纠正。要根据本园（所）内幼儿年龄特点、季节变化情况，制订幼儿一天的生活计划。

二、原则及要求

①托幼机构应当根据各年龄段幼儿的生理、心理特点，结合本地区的季节变化和本托幼机构的实际情况，制定合理的生活制度。

②将幼儿一日生活的主要内容，如睡眠、进餐、活动、游戏和作业等，以及各个生活环节的时间、顺序、次数和间隔给予科学合理的安排，并结合季节变换特点，考虑家长的工作时间和需要。

③寓教于一日生活之中，注意动静结合、室内外活动结合。每日户外活动要充分利用阳光和空气，日托不少于 2 小时，全托不小于 3 小时，体育活动不少于 1 小时。冬季、夏季可酌情调整。

④根据幼儿年龄特点和托幼机构服务形式，合理安排每日进餐和睡眠时间，制定餐、点数，儿童正餐间隔时间 3.5～4 小时，每餐进餐时间 20～30 分钟，餐后安静活动或散步时间 10～15 分钟。3～6 岁儿童午睡时间根据季节以每日 2～2.5 小时为宜，3 岁以下儿童日间睡眠时间可适当延长。

⑤主管园长、保健人员、保教人员共同制订幼儿的一日生活安排计划，严格遵照执行。

⑥取得家长的配合，保证幼儿出勤率。

三、幼儿一日生活安排举例

表 3-1、表 3-2 和表 3-3 是某园大班、中班、小班幼儿的作息时间表。

第三章　卫生保健常规工作

57

表 3-1　某园大班冬季幼儿作息时间表

时间	内容
7:00～7:40	来园
7:40～7:55	早操
7:55～8:30	餐前准备及早餐
8:30～9:00	"学"与"教"活动（大组或分组）
9:00～10:10	操舞（9:10）、户外活动
10:15～11:15	室内游戏活动、生活活动
11:15～12:00	餐前准备、午餐、散步
12:00～14:00	午睡
14:00～14:30	起床及午点
14:30～15:30	室内游戏活动
15:30～16:20	户外活动
16:30～17:00	餐前准备、晚餐
17:00～17:15	离园前活动
17:15～18:00	离园

表 3-2　某园中班夏季幼儿作息时间表

时间	内容
7:20～7:40	来园
7:40～7:55	早操
7:55～8:30	餐前准备及早餐
8:30～10:00	室内活动
10:00～11:10	户外活动（10:10操舞）
11:10～11:30	餐前活动
11:30～12:00	午餐（散步）
12:00～14:00	午睡
14:00～14:30	起床及午点
14:30～15:20	户外活动
15:20～16:20	室内活动
16:20～16:30	餐前准备

时间	内容
16:30～17:00	晚餐
17:00～17:15	离园前活动
17:15～17:30	离园

表 3-3　某园小班夏季幼儿作息时间表

时间	内容
7:30～7:50	来园
7:50～8:30	餐前盥洗、早餐（8:00）
8:40～9:40	户外活动、操舞（9:20）
9:40～10:50	区域游戏、室内活动（生活活动、教育活动）
10:50～11:20	餐前安静游戏（安静游戏、餐前盥洗）
11:20～12:00	午餐、散步
12:00～14:30	午睡
14:30～15:20	室内活动（起床、吃午点、室内游戏及户外活动准备）
15:20～16:20	户外活动
16:20～16:30	餐前盥洗
16:30～17:10	晚餐、离园准备
17:10～17:30	离园

第二节　儿童膳食与营养计算管理

一、目的及管理内容

（一）目的

为加强托幼园（所）集体伙食的科学管理，保证儿童得到合理平衡膳食，促进儿童健康成长。

（二）管理内容

①托幼机构食堂应当按照《中华人民共和国食品安全法》《中华人民共和国食品安全法实施条例》《餐饮服务许可管理办法》《餐饮服务食品安全监督管理办法》《学校食堂与学生集体用餐卫生管理规定》等有关法律法规和规章的要求，取得餐饮服务许可证，建立健全各项食品安全管理制度。

②儿童膳食应当专人负责，炊事人员必须具有有效的健康证和培训证，持证上岗。儿童伙食实行民主管理：成立伙委会，由园（所）长、保健员（或医务人员）及保育员、教养员、炊管、财会人员、家长代表组成。每月召开会议，研究儿童伙食中存在的问题并随时征求家长意见，总结经验，以求不断提高伙食质量。

③工作人员膳食与儿童膳食的储存和制作要严格分开，儿童膳食费专款专用，账目每月公布，每学期膳食收支盈亏不超过2%。

④儿童食品应当在具有食品生产许可证或食品流通许可证的单位采购。食品进货前必须采购查验及索票索证，托幼机构应制定采购验收制度，建立出入库账目。

⑤儿童食堂应当每日清扫、消毒，保持内外环境整洁。食品加工用具必须生熟标识明确、分开使用、定位存放。餐饮具、熟食盛器应在食堂或清洗消毒间集中清洗消毒，消毒后保洁存放。库存食品应当分类，注有标识，注明保质日期，定位储藏。

⑥禁止加工变质、有毒、不洁、超过保质期的食物，不得制作和提供冷荤凉菜。留样食品应当按品种分别盛放于清洗消毒后的密闭专用容器内，在冷藏条件下存放48小时以上。每样品种不少于100 g以满足检验需要，并做好记录。

⑦进餐环境应当卫生、整洁、舒适。餐前做好充分准备，进餐间隔合理，两餐间隔不少于3.5小时并准时开饭（全托应加晚点），保证儿童情绪愉快，培养儿童良好的饮食行为和卫生习惯。

⑧每两周制定一次带量食谱。每季度选其中1个月，用计账法对儿童伙食进行营养分析。

⑨每天各班统计出勤，报告厨房，炊事员应根据各班当天报来的实有人数按量按食谱做饭，做到少剩饭（主食量最好控制在5%以内）、不浪费。买不到所定食品可临时以同类食物代替，并要在食谱上更改。

二、膳食营养要求

①托幼机构应当根据儿童生理需求，以《中国居民膳食指南》为指导，参考中国居民膳食营养素参考摄入量（DRIs）和2～5岁儿童各类食物每日参考摄入量（表3-4），制订儿童膳食计划。

②根据膳食计划制定带量食谱，1～2周更换一次，食物品种要多样化且合理搭配。

③在主副食的选料、洗涤、切配、烹调中，方法应当科学合理，减少营养素的损失，符合儿童清淡口味，达到营养膳食的要求。烹调食物注意色、香、

味、形，提高儿童的进食兴趣。

④托幼机构至少每季度进行一次膳食调查和营养评估。全日制托幼机构儿童的热量和蛋白质平均摄入量应当在 DRIs 的 80％以上，寄宿制托幼机构应当在 DRIs 的 90％以上。维生素 A、维生素 B_1、维生素 B_2、维生素 C 及钙、铁、锌等应当在 DRIs 的 80％以上。三大营养素热量占总热量的百分比分别是蛋白质 12％～15％，脂肪 30％～35％，碳水化合物 50％～60％。每日早餐、午餐、晚餐热量分配比例为 30％、40％和 30％，优质蛋白质占蛋白质总量的 50％以上。

⑤有条件的托幼机构可为贫血、营养不良、食物过敏等儿童提供特殊膳食。

⑥儿童在饭前不做剧烈活动，并用流动水洗手；掌握进食量，保证吃饱、吃好；饭后擦嘴，3 岁以上漱口或刷牙，3 岁以下喝一口水，以达到清洁口腔、预防龋齿的目的。

表 3-4   2～5 岁儿童各类食物每日参考摄入量（g/d）

食物	2～3 岁	4～5 岁
谷类	85～100	100～150
薯类	适量	适量
蔬菜	200～250	250～300
水果	100～150	150
畜禽肉类		
蛋类	50～70	70～105
水产品		
大豆	5～15	15
坚果	—	适量
乳制品	500	350～500
食用油	15～20	20～25
食盐	＜2	＜3

资料来源：中国营养学会编著.中国居民膳食指南（2016）.北京：人民卫生出版社，2016

第三章　卫生保健常规工作

三、儿童计划膳食

计划膳食是集体伙食的一种科学管理方法。它能使儿童得到合理的平衡膳食，能使伙食费有计划地合理使用。实行计划膳食前必须有 3 个月以上营养计算的基础。

（一）制订膳食计划

膳食计划是计划膳食的基础。在做营养计算的当月要做膳食计划。如果托幼机构的伙食已连续 4 次达到营养素供给量标准的要求（热量、能量、蛋白质），则可以不做膳食计划。在连续工作中，如果连续 2 次不能达到营养素供给量标准（热量、能量与蛋白质），则应重新开始制订膳食计划。

①制定每人每日各类食物用量（表 3-5）。按平时儿童对各种食物的食用量，参照上次营养计算结果，也可参考《中国居民膳食指南》，结合伙食费，定出谷类、豆制品、肉鱼类、蛋类、蔬菜、水果（只考虑蔬菜总量和水果总量即可）、糖、油等食物每人每日的具体用量。

表 3-5　膳食计划

品名	单价（元）	每人每日用量（g）	热量		蛋白质（g）	每人每月用量（g）	所需费用（元）	全园每月用量（kg）	全园每周用量（kg）
			(kcal)	(kJ)					
测算结果	DRIs（%）								
	热量								
	蛋白质（g）								

②粗算每人每日食物用量中所含的热量、蛋白质、视黄醇、钙元素。

③将计算结果与膳食营养素参考摄入量标准相比较，标准计算方法见表 3-6。对于日托园来说，热量和蛋白质最好达到供给量标准的 80% 以上，维生素 A、钙元素最好能达到供给量标准的 80% 以上。对于全托园来说，热量和蛋白质最好达到供给量标准的 90% 以上，维生素 A、钙元素能最好达到供给量标准的 80% 以上。

表 3-6　每人每日营养素摄取量计算表

总人日数

类别	食物名称	全园（所）总消耗量（kg）	平均每人每日进食量（g）	热量		蛋白质（g）	脂肪（g）	视黄醇当量（μg）	维生素 A（μg）	胡萝卜素（mg）	维生素 B₁（mg）	维生素 B₂（mg）	维生素 C（mg）	钙（mg）	铁（mg）	锌（mg）
				(kcal)	(kJ)											

④计算每人每周各类食物用量。用每人每日各类食物用量乘以 5，就可以得到每人每周各类食物用量。

（二）制定食谱

食谱是制作膳食的依据。托幼机构在制作膳食时既要保证儿童营养量的摄入达到要求，又要做到不剩饭，因此需要在花样食谱的基础上制定带量食谱（表 3-7）。

表 3-7　某幼儿园（托儿所）食谱

月　　日至　　月　　日

	星期一		星期二		星期三		星期四		星期五	
	食谱	带量/人	食谱	带量/人	食谱	带量/人	食谱	带量/人	食谱	带量/人
早餐										
午餐										
午点										
晚餐										
全日总带量/人										

1. 制定花样食谱

根据市场供应情况，食谱每两周调换一次，适当调整花样，对食谱有如下要求。

①根据市场供应情况制定食谱。

②注意蛋白质的互补作用，充分利用豆制品。

③注意干稀搭配、荤素搭配、粗细粮搭配，少吃甜食和油炸食物，食盐量要加以控制。

④早餐以主食为主、优质蛋白质为辅，午、晚两餐都要有菜，午餐一荤一素，多选用各种季节性蔬菜，每天有一定量的绿色、橙色蔬菜。

⑤食谱（种类、大小、色、香、味）应满足儿童年龄特点的需要。

⑥1 岁以下、1～2 岁、3～6 岁儿童的饮食制作要有区别。

2. 制定带量食谱

带量食谱是在花样食谱的基础上，把膳食计划中各类食物的每周用量全部反映在食谱中，定出每餐或每日每人的各种食物原料的用量。

将膳食计划中每周食物用量分配到每日、每餐的儿童食物带量中。带量食谱完成后应将每周各类食品的数量相加，其总量需与同期计划用量相符（如果所用食物较昂贵，不能保证在每周的食谱上均能体现，可以体现为每两周一次或每月一次）。

采购员必须按食谱要求供应食品，炊事员按照食谱上规定的花样和各种原料的数量制作饭菜，如此才能保证计划落实，使儿童得到应有的营养量。如果食谱上的原料未能及时买到，可以用同类食物代替，但必须在食谱上及时做相应的修改。如果托幼机构制订的是全园的带量食谱，那么每餐全园所用食物带量等于每人每餐用量与进餐人数的乘积。

（三）营养计算

1. 计算营养素摄入量

①统计食物消耗量（表3-8）。记录食品单位，统一以克或千克为单位。

第一，前盘库。统计时段的前一日晚饭后，将库存各种食物准确称重，分别登记在表3-8的"结存数量"栏内。

第二，累计购入食品账。每天购买的各种食物按品种分别登记在表3-8的"购入累计"栏内，也可以将食物品种累加后登记入账。

第三，后盘库。统计时段最后一天的晚饭后，将库存各种食物准确称重，分别登记在表3-8的"剩余数量"栏内。

第四，计算实际消耗量。全园（所）实际消耗量等于结存数量与购入累计之和减去剩余数量。将计算结果分别登记在表3-8的"实际消耗"栏内。

表3-8　食物量记录表

年　　月　　日至　　月　　日

食物名称								
结存数量								
购入累计								
剩余数量								
实际消耗								

②统计人日数（表3-9）。各班记录用餐人数，早、午、晚三餐分别统计，记录在表3-9中。

用餐人日数＝全日各班每日每餐人数相加÷3

表 3-9　就餐人数登记表

日期	早	中	晚	日期	早	中	晚
合计				合计			

③计算营养量。将计算结果分别填入表格中相应的栏内。

第一，将表 3-8 中各类食物实际消耗量，按食物种类以谷类、豆类、豆制品类、肉蛋类、蔬菜类、水果类、纯热能食物（油、糖）的顺序，分别抄在表3-6 的"食物名称"及"全园（所）总消耗量"栏内。

第二，计算平均每人每日进食量。将全园（所）各类食物总消耗量除以人日数就是平均每人每日进食量（kg 或 g）。将平均每人每日进食量填入表 3-6 的相应栏内。

第三，查食物成分表计算营养量。平均每人每日各种食物进食量与食物成分表中食品所含热量、蛋白质及其他营养素分别相乘，计算结果记入表 3-6 各种营养素栏内。

第四，计算平均每人每日摄入的各种营养素量，将表 3-6 中各种食物中各类营养素分别相加。

2. 计算 DRIs

将进餐的各年龄组儿童人数记入人数栏内，计算共差和平均参考摄入量，并记入表 3-10 的相应栏内。

共差＝人数×差值

平均参考摄入量＝共差总数÷总人数×计算系数＋2 岁基数

（四）营养评价

1. 计算平均每人每日进食量（表 3-11）

将食物按表 3-11 中"食物类别"要求，从表 3-6 中分类累加。

2. 计算营养素占 DRIs 的百分数（表 3-12）

营养素占 DRIs 百分数＝不同营养素摄入量÷相应 DRIs×100％。

3. 热量来源分布（表 3-13）

脂肪供热占总热量的百分比＝脂肪提供的热能÷总热能×100％＝9×脂肪量÷总热能×100％

蛋白质供热占总热量的百分比＝蛋白质提供的热能÷总热能×100％＝4×蛋白质量÷总热能×100％

4. 蛋白质来源（表 3-14）

将表 3-6 的动物性食物的蛋白质数量及豆类食物的蛋白质数量分别抄在表 3-14 内，再用这些数据进行计算，并将结果记入表 3-14。

动物性食物蛋白质占蛋白质总量的百分比＝动物性食物蛋白质÷总蛋白质×100％

豆类食物蛋白质占蛋白质总量的百分比＝豆类食物蛋白质÷总蛋白质×100％

5. 伙食费盈亏百分比（表 3-15）

伙食费盈亏百分比＝当月伙食费盈余或亏空额÷当月伙食费应支付额×100％

6. 存在问题

将本单位营养分析情况（表 3-12 至表 3-15）与合理膳食要求进行比较，找出其中不足。

表 3-10 儿童营养素参考摄入量计算表

年　　月　　日

年龄（岁）	人（日）数	能量 (kcal)		能量 (kJ)		蛋白质 (g)		维生素 A (μgRAE)		维生素 B₁ (mg)		维生素 B₂ (mg)		维生素 C (mg)		钙 (mg)		锌 (mg)		铁 (mg)		钠 (mg)	
		差值	共差	差值	共差	差值	共差	差值	共差	差值	共差	差值	共差	差值	共差	差值	共差	差值	共差	差值	共差	差值	共差
1～		−2.0		−0.83		0		0		0		0		0		0		0		0		0	
2～		0		0		0		0		0		0		0		0		0		0		0	
3～		1.75		0.735		0.5		0		0		0		0		0		0		0		0	
4～		2.25		0.945		0.5		0.5		0.2		0.1		1.0		2.0		1.5		1.0		2.0	
5～		3.0		1.26		0.5		0.5		0.2		0.1		1.0		2.0		1.5		1.0		2.0	
6～		4.75		1.99		0.5		0.5		0.2		0.1		1.0		2.0		1.5		1.0		2.0	
总计																							
共差总数／总人日数																							
计算系数		×100		×1000		×10		×100		×1		×1		×10		×100		×1		×1		×100	
差数																							
2 岁基数		1055		4390		25		310		0.6		0.6		40		600		4		9		700	
平均参考摄入量																							

表 3-11 平均每人每日进食量

年　月

食物类别	细粮	杂粮	糕点	干豆类	豆制品	蔬菜总量	绿橙蔬菜	水果	乳类	蛋类	肉类	肝	鱼	糖	食用油
数量（g）															

表 3-12 营养素摄入量

	热量 (kcal)	热量 (kJ)	蛋白质 (g)	脂肪 (g)	视黄醇当量 (ug)	维生素A (ug)	胡萝卜素 (ug)	维生素B$_1$ (mg)	维生素B$_2$ (mg)	维生素C (mg)	钙 (mg)	锌 (mg)	铁 (mg)
平均每人每日													
DRIs													
比较（%）													

表 3-13 热量来源分布

		脂肪 要求	脂肪 现状	蛋白质 要求	蛋白质 现状
摄入量	（kcal）				
	（kJ）				
占总热量（%）		30%～35%		12%～15%	

表 3-14 蛋白质来源

		优质蛋白质 要求	动物性食物	豆类
摄入量（g）				
占蛋白质总量（%）		≥50%		

表 3-15 伙食费使用（元）

	要求
本月总收入：　元 本月支出：　　元 盈亏：　　　　元 占总收入：　　%	伙食费盈亏应不超过总收入的2%

四、环境卫生要求

①厨房环境整洁，库房整洁，要干燥、凉爽、通风。物品存放符合要求。餐具清洗、消毒程序正确。

②食品进货必须索证。定型包装食品和食品添加剂必须有产品说明书或商品标志，食物要保证新鲜洁净。

③炊事人员不留长指甲，不得染指甲、戴手镯、戴戒指，工作服整洁。上灶前、开饭前、便后要用肥皂洗手，如厕前脱工作服，操作间不吸烟。

第三节　儿童及工作人员健康检查管理

一、目的及管理内容

（一）目的

①儿童健康检查可以了解儿童的生长发育及健康状况，防止将传染病带入园（所），及时发现疾病和异常情况并进行针对性防治。

②工作人员健康检查可以杜绝将传染病带入园（所），保护在园（所）儿童健康。

（二）管理内容

①入园（所）健康检查。

②离园（所）儿童返园（所）时检查。

③定期健康检查。

④晨午检及全日健康观察。

⑤工作人员健康检查。

二、具体要求

（一）入园（所）健康检查

①儿童入托幼机构前应当经医疗卫生机构进行健康检查，合格后方可入园(所)。

②儿童入园（所）体检中发现疑似传染病者应当暂缓入园（所）并及时确诊治疗。

③儿童入园（所）时，托幼机构应当查验儿童入园（所）健康检查表、0～6岁儿童保健手册、预防接种证（卡）。发现没有预防接种证（卡）或未依照国家免疫规划受种的儿童，应当在30日内向托幼机构所在地的接种单位或县级疾病预防控制机构报告，督促监护人带儿童到当地规定的接种单位补证或补种。托幼机构应当在儿童补证或补种后复验预防接种证（卡）。

（二）离园儿童返园（所）时检查要求

①儿童离开园（所）3个月以上需重新按照入园（所）检查项目进行健康检查。

②转园（所）儿童持原托幼机构提供的儿童转园（所）健康证明、0～6岁儿童保健手册，可直接转园（所）。儿童转园（所）健康证明有效期为3个月。

（三）定期健康检查

①承担儿童定期健康检查的医疗卫生机构及人员应当取得相应的资格。儿童定期健康检查项目包括：测量身长（身高）、体重，检查口腔、皮肤、心肺、肝脾、脊柱、四肢等，测查视力、听力，检测血红蛋白或血常规。

②1～3岁儿童每年健康检查2次，每次间隔6个月；3岁以上儿童每年健康检查1次。所有儿童每年进行1次血红蛋白或血常规检测；1～3岁儿童每年进行1次听力筛查；4岁以上儿童每年检查1次视力。体检后应当及时向家长反馈健康检查结果。

③体检结束后，准确计算出儿童实足年龄，以卫生部规定的体格发育评价标准，对儿童身高、体重进行评价，根据体检的全部检查结果进行综合评价（填写结论）。

④对体检中发现异常的处理：一般性疾病应及时治疗；体检中发现营养不良、贫血、佝偻病、反复感染等均应进行登记或建立专案管理；体检中发现的沙眼、龋齿、视力异常、平足等应进行登记，及时予以矫治，矫治情况与转归应详细登记。

（四）晨午检及全日健康观察

①做好每日晨间或午间入园（所）检查，卫生保健人员每日深入班级巡视2次；接受家长委托喂药时，应当做好药品交接和登记，并请家长签字确认。

②日托园（所）在入园（所）时和午睡后对儿童进行健康观察；全托园（所）在晨检时、午睡后及晚间对儿童进行健康观察。

（五）工作人员健康检查

1. 上岗前健康检查

①托幼机构工作人员上岗前必须按照《托儿所幼儿园卫生保健管理办法》的规定，经县级以上人民政府卫生行政部门指定的医疗卫生机构进行健康检查，取得托幼机构工作人员健康合格证后方可上岗。

②精神病患者或者有精神病史者不得在托幼机构工作。

2．定期健康检查

①托幼机构在岗工作人员必须按照《托儿所幼儿园卫生保健管理办法》规定的项目每年进行1次健康检查。

②在岗工作人员患有精神病者，应当立即调离托幼机构。

③凡患有下列症状或疾病者须离岗治疗，治愈后须持县级以上人民政府卫生行政部门指定的医疗卫生机构出具的诊断证明，并取得托幼机构工作人员健康合格证后，方可回园（所）工作。

（a）发热、腹泻等症状。

（b）流感、活动性肺结核等呼吸道传染性疾病。

（c）痢疾、伤寒、甲型病毒性肝炎、戊型病毒性肝炎等消化道传染性疾病。

（d）淋病、梅毒、滴虫性阴道炎、化脓性或者渗出性皮肤病等。

④体检过程中发现异常者，由体检的医疗卫生机构通知托幼机构的患病工作人员到相关专科进行复查和确诊，并追访诊治结果。

第四节　体格锻炼与体质测试管理

一、目的及管理内容

（一）目的

通过开展体格锻炼，促进儿童生长发育，锻炼意志，增强体质。

（二）管理内容

①托幼机构应当根据儿童的年龄及生理特点，每日有组织地开展各种形式的体格锻炼，掌握适宜的运动强度，保证运动量，提高儿童身体素质。保健人员负责对体格锻炼的内容、运动量、用具、外界环境条件提出相应的卫生要求并负责督促、检查儿童体格锻炼执行情况，进行医学监护。

②保证儿童室内外运动场地和运动器械的清洁、卫生、安全，做好场地布置和运动器械的准备。定期进行室内外安全隐患排查。

③利用日光、空气、水和器械，有计划地进行儿童体格锻炼。做好运动前的准备工作。运动中注意观察儿童面色、精神状态、呼吸、出汗量和儿童对锻炼的反应，若有不良反应要及时采取措施或停止锻炼；加强运动中的保护，避免运动伤害。运动后注意观察儿童的精神、食欲、睡眠等状况。

④全面了解儿童健康状况，患病儿童停止锻炼；病愈恢复期的儿童运动量要根据身体状况予以调整；体弱儿童的体格锻炼进程应当较健康儿童缓慢，时间缩短，并要对儿童的运动反应进行仔细观察。

⑤对肥胖儿制订特殊的体格锻炼计划。

二、原则及要求

（一）原则

①体格锻炼应坚持不懈、持之以恒，要循序渐进，由简到繁，由易到难，时间由短到长，逐渐提高锻炼强度。

②结合年龄、季节变化，安排内容多样化的体格锻炼。

③每日户外活动时间不少于 2 小时（全托儿童不少于 3 小时），其中体育锻炼不少于 1 小时。

（二）要求

①对不同年龄、性别和健康状况的儿童要注意个别对待，选择锻炼的方法应有所不同，活动中注意对体弱儿进行特殊照顾（活动量、衣着、持续时间）。

②要有营养、良好护理、合理生活制度的保证，保证儿童有充足的休息及睡眠以消除疲劳。

③儿童体格锻炼要有准备活动和整理活动。

三、体质测试管理

①测试前按要求《国民体质测定标准手册（幼儿部分）》做好场地、器材的准备工作。

②测试人员按要求统一测定方法，以确保测定的准确性。

③测试后对结果进行统计分析。

第五节　卫生消毒与传染病管理

一、目的及管理内容

（一）目的

加强个人卫生与环境卫生管理，做好消毒工作，预防疾病，尤其是预防传染病的发生和传播。

（二）管理内容

①建立针对园内实际情况且具体可操作的全园卫生管理和消毒制度。

②设专人负责此项工作，结合岗位责任制，明确各级人员的职责，严格考核，定期检查，发现问题及时研究解决。

③积极开展卫生防病宣传教育工作，通过各种方式与途径，不断提高保教人员防病及消毒的知识水平和技术水平，并把"讲卫生、爱清洁"作为对儿童的基本教育内容之一。

二、预防性消毒方法

托幼机构的环境和物品的预防性消毒方法应当符合要求（表3-16）。

表3-16　托幼机构环境和物品预防性消毒方法

消毒对象	物理消毒方法	化学消毒方法	备注
空气	开窗通风每日至少2次；每次至少10～15分钟		在外界温度适宜、空气质量较好、保障安全性的条件下，应采取持续开窗通风的方式
	采用紫外线杀菌灯进行照射消毒，每日1次，每次持续照射60分钟		①不具备开窗通风空气消毒条件时使用 ②应使用移动式紫外线杀菌灯，按照每立方米1.5瓦计算紫外线杀菌灯管需要量 ③禁止紫外线杀菌灯照射人体体表 ④采用反向式紫外线杀菌灯在室内有人环境持续照射消毒时，应使用无臭氧式紫外线杀菌灯
餐具、炊具、水杯	煮沸消毒15分钟或蒸汽消毒10分钟		①对食具必须先去残渣、清洗后再进行消毒 ②煮沸消毒时，被煮物品应全部浸没在水中；蒸汽消毒时，被蒸物品应疏松放置，水沸后开始计算时间
	餐具消毒柜、消毒碗柜消毒；按产品说明使用		①使用符合国家标准规定的产品 ②保洁柜无消毒作用，不得用保洁柜代替消毒柜进行消毒
毛巾类织物	用洗涤剂清洗干净后，在阳光直接照射下曝晒干燥		曝晒时不得相互叠夹，曝晒时间不低于6小时
	煮沸消毒15分钟或蒸汽消毒10分钟		煮沸消毒时，被煮物品应全部浸没在水中；蒸汽消毒时，被蒸物品应疏松放置
		使用次氯酸钠类消毒剂消毒；使用浓度为有效氯250～400 mg/L，浸泡消毒20分钟	消毒时将织物全部浸没在消毒液中，消毒后用生活饮用水将残留消毒剂冲净

消毒对象	物理消毒方法	化学消毒方法	备注
抹布	煮沸消毒 15 分钟或蒸汽消毒 10 分钟		煮沸消毒时，抹布应全部浸没在水中；蒸汽消毒时，抹布应疏松放置
		使用次氯酸钠类消毒剂消毒；使用浓度为有效氯 400 mg/L，浸泡消毒 20 分钟	消毒时将抹布全部浸没在消毒液中，消毒后可直接控干或晾干存放；用生活饮用水将残留消毒剂冲净后控干或晾干存放
餐桌、床围栏、门把手、水龙头等物体表面		使用次氯酸钠类消毒剂消毒；使用浓度为有效氯 100～250 mg/L，消毒 10～30 分钟	①可采用表面擦拭、冲洗消毒方式 ②餐桌消毒后要用生活饮用水将残留消毒剂擦净 ③家具等物体表面消毒后用生活饮用水将残留消毒剂去除
玩具、图书	每两周至少通风晾晒一次		适用于不能湿式擦拭、清洗的物品；曝晒时不得相互叠夹，曝晒时间不低于 6 小时
		使用次氯酸钠类消毒剂消毒；使用浓度为有效氯 100～250 mg/L，表面擦拭、浸泡消毒 10～30 分钟	根据污染情况，每周至少消毒 1 次
便盆、坐便器与皮肤接触部位、盛装吐泻物的容器		使用次氯酸钠类消毒剂消毒；使用浓度为有效氯 400～700 mg/L，浸泡或擦拭消毒 30 分钟	①必须先清洗后消毒 ②浸泡消毒时便将盆全部浸没在消毒液中 ③消毒后用生活饮用水将残留消毒剂冲净后控干或晾干存放
体温计		使用 70%～80% 乙醇溶液，浸泡消毒 3～5 分钟	使用符合《中华人民共和国药典》规定的乙醇溶液

第三章 卫生保健常规工作

备注：

1. 表中有效氯剂量是指使用符合卫生部《次氯酸钠类消毒剂卫生质量技术规范》规定的次氯酸钠类消毒剂。

2. 传染病消毒根据国家法规《中华人民共和国传染病防治法》规定，配合当地疾病预防控制机构实施。

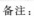

三、传染病管理要求

①督促家长按免疫程序和要求完成儿童预防接种，配合疾病预防控制机构做好托幼机构儿童常规接种、群体性接种或应急接种工作。

②托幼机构应当建立传染病管理制度。托幼机构内发现传染病疫情或疑似病例后，应当立即向属地疾病预防控制机构（农村乡镇卫生院防保组）报告。

③班级教师每日登记本班儿童的出勤情况。对因病缺勤的儿童，应当了解儿童的患病情况和可能的原因，对疑似患传染病的，要及时报告给园（所）疫情报告人。园（所）疫情报告人接到报告后应当及时追查儿童的患病情况和可能的病因，以做到对传染病人的早发现。

④托幼机构内发现疑似传染病例时，应当及时设立临时隔离室，对患儿采取有效的隔离控制措施。临时隔离室内的环境、物品应当便于实施随时性消毒与终末消毒，控制传染病在园（所）内暴发和续发。

⑤托幼机构应当配合当地疾病预防控制机构，对被传染病病原体污染或可疑污染的物品和环境实施随时性消毒与终末消毒。

⑥发生传染病期间，托幼机构应当加强晨午检和全日健康观察，并采取必要的预防措施，保护易感儿童。对发生传染病的班级按要求进行医学观察，医学观察期间该班与其他班相对隔离，不办理入托和转园（所）手续。

⑦卫生保健人员应当定期对儿童及其家长开展预防接种和传染病防治知识的健康教育，提高其防护能力和意识。传染病流行期间，加强对家长的宣传工作。

⑧患传染病的儿童隔离期满后，凭医疗卫生机构出具的痊愈证明方可返回园（所）。根据需要，来自疫区或有传染病接触史的儿童，检疫期过后方可入园（所）。

表 3-17 列举了一些常见的传染病及其潜伏期、隔离日期和检疫期限。表 3-18 列出了几种出疹性传染病的鉴别要点。

表 3-17 常见传染病的潜伏期、隔离日期和检疫期限

病名	潜伏期		患者隔离日期	接触者检疫日期
	常见	最短～最长		
麻疹	10～14 天	6～18 天	无并发症者出疹后 5 天	21 天
风疹	18 天	14～21 天	一般不必隔离，必要时隔离至皮疹出后 5 天	不检疫

病名	潜伏期		患者隔离日期	接触者检疫日期
	常见	最短~最长		
水痘	14~16 天	10~21 天	隔离至脱痂为止，但不得少于发病后 2 周	21 天
流行性感冒	1~2 天	数小时~4 天	热退后 2 天或症状消失为止	最后一个病人发病后 3 天
流行性腮腺炎	16~18 天	8~30 天	至腮腺肿胀完全消失为止，至少于发病后 10 天	21 天
病毒性肝炎（甲型）	30 天	14~45 天	自发病之日起 21 天	45 天
病毒性肝炎（乙型）	60~90 天	60~160 天	急性期应隔离至乙肝表面抗原（HBsAg）阴转，恢复期不阴转者，按 HbsAg 携带处理，动态隔离，定期观察有无乙型肝炎病毒（HBV）复制指标，直至乙肝表面抗体产生	160 天
流行性乙型脑炎	10~14 天	4~21 天	隔离至体温正常为止	不检疫
脊髓灰质炎	5~14 天	3~35 天	隔离期不少于发病后 40 天	20 天
细菌性痢疾	1~2 天	数小时~7 天	隔离至病程结束停药 5 天或 2 次粪便培养阴性	7 天
百日咳	7~14 天	5~21 天	发病后 40 天或痉咳后 30 天	21 天
流行性脑脊髓膜炎	2~3 天	1~7 天	临床症状消失后 3 天，但从发病日计算不得少于 7 天	7 天
猩红热	2~4 天	1~7 天	症状消失后，咽拭培养连续 3 次阴性，解除隔离，但自治疗起不少于 7 天	7~12 天
手足口病			隔离 2 周	
幼儿急疹	10~15 天		隔离 15 天	15 天

表 3-18　几种出疹性传染病的鉴别要点

	麻疹	风疹	幼儿急疹	猩红热	水痘	手足口病	药物疹
常见发病年龄	6个月～5岁	1～5岁	6个月～2岁	2～8岁	6个月～3岁	4岁以下	有药物史，服药2～3天后出现，停药2～3天后消失；可见各种类型皮疹，斑疹、斑丘疹、疱疹、荨麻疹或溃疡，分布不一；出疹没有规律
发热与出疹关系	发热3～4天出疹	发热1～2天出疹	发热3～5天后，热退疹出	发热1天左右出疹	发病1～2天出疹	发热同时出疹或多不发热	
出疹顺序	耳后—颜面—躯干—四肢，3～4天出齐	面部—躯干—四肢，1天内布满全身	躯干—全身，1天出齐，次日疹退	颈部—前胸—躯干—四肢，颜面部无疹，1天出齐	呈向心性分布，躯干多于四肢，头皮多于颜面	手掌、足趾较多，四肢、躯干少	
疹形	口腔黏膜可见柯氏斑，暗红色斑丘疹，疹间有正常皮肤，亦可融合	淡红色、细小均匀、斑丘疹，3天左右消退	玫瑰色斑丘或斑丘疹，1～2天消退	皮肤呈弥漫性潮红，点状红疹，压之褪色	丘疹—疱疹—结痂，分批出现，同一部位可见各期皮疹	斑丘疹—疱疹，圆形或椭圆形，较水痘皮疹为小，质硬	
脱屑	糠秕样	细糠样或无	无	糠屑状至大片脱皮	无	无	
色素沉着	有	无	无	无	无	无	
淋巴结肿大	颈部	耳后、颈部、枕后	颈部、耳后、枕后	颈部、颌下	浅表淋巴结	无	
并发症	肺炎脑炎喉炎	少见	少见	少数于病后2～3周并发肾炎或风湿热	皮肤感染、肺炎、脑炎、心肌炎	无	
血象	白细胞减少	白细胞减少	白细胞减少	白细胞增多	白细胞正常		

第六节　儿童疾病管理

一、目的及管理内容

（一）目的

采取简便有效的干预措施对儿童常见病、多发病实行综合管理，做到早发现、早治疗，保护儿童健康。

（二）管理内容

①托幼机构应当通过健康教育普及卫生知识，培养儿童良好的卫生习惯；提供合理平衡膳食；加强体格锻炼，增强儿童体质，提高对疾病的抵抗能力。

②对贫血、营养不良、肥胖等营养性疾病儿童进行登记管理，对中重度贫血和营养不良儿童进行专案管理，督促家长及时带患病儿童进行治疗和复诊。

③对先心病、哮喘、癫痫等疾病儿童及对有药物过敏史或食物过敏史的儿童进行登记，加强日常健康观察和保育护理工作。

④重视儿童心理行为保健，开展儿童心理卫生知识的宣传教育，发现有心理行为问题的儿童及时告知家长到医疗保健机构进行诊疗。

二、小儿营养性缺铁性贫血的管理要求

（一）评估及分度

1. 评估指标

①血红蛋白（Hb）降低：6月龄～6岁儿童低于 110 g/L。由于海拔高度对血红蛋白水平有影响，海拔每升高 1000 m，Hb 上升约 4%。

②外周血红细胞呈小细胞低色素性改变：平均红细胞容积（MCV）低于 80 fl，平均红细胞血红蛋白含量（MCH）低于 27 pg，平均红细胞血红蛋白浓度（MCHC）低于 310 g/L。

③有条件的机构可进行铁代谢等进一步检查，以明确诊断。

2. 贫血程度判断

①轻度：Hb 为 90～109 g/L。

②中度：Hb 为 60～89 g/L。

③重度：Hb 低于 60 g/L。

（二）有较明确的缺铁原因

①饮食习惯不良，如挑食、偏食、吃零食等。

②食欲不好，摄入量不足，食物种类单调。

③长期消化道疾病，如呕吐、腹泻等。

④生长发育过快，对铁的需要量增大。

⑤有典型的贫血临床表现：苍白、无力、毛发干枯、厌食、烦躁不安。

（三）管理方法及内容

1. 登记管理

对轻度贫血患儿建立登记，要有初诊、复查日期与血红蛋白测查结果记录。

2. 专案管理

对中度及中度以上贫血的患儿建立专案进行管理（表3-19），一般情况下应在3个月内结案。

表3-19　小儿营养性缺铁性贫血（中、重度）专案管理卡

姓名：　　性别：　　出生日期：　　班级：　　开始管理时间：

检查日期	年龄	既往病史		体格检查	化验检查Hb（g%）	目前存在主要问题	治疗与处理意见	医生签字
		喂养（饮食）情况、患病情况						

转归：痊愈/好转/转医院/未愈

结案日期：　　年　月　日

3. 治疗

根据病情，可采用药物及饮食治疗。1个月后复查血红蛋白。

4. 转诊

经药物治疗3个月血红蛋白仍不恢复正常者，应转诊。

5. 结案

患儿血红蛋白恢复正常后，继续给药4～6周方可结案。

（四）预防措施

1. 合理膳食

力求多样化，供给足够的动物蛋白、豆制品、绿色蔬菜和水果，达到平衡膳食并受儿童喜爱。

2. 培养良好饮食习惯

注意培养儿童良好的饮食习惯，及时纠正偏食、挑食等不良习惯。

3. 疾病预防

预防感染性疾病及寄生虫病，如钩虫感染等。

4. 定期健康检查

及时发现贫血患儿，给予治疗。

（五）治疗方法

1. 饮食治疗

①调整饮食，食物内容力求多样化，补充含铁、蛋白质丰富的动物性食物，如猪肝、动物血、瘦肉等。

②纠正不良饮食习惯，如挑食、偏食、吃零食等。

2. 药物治疗

①血红蛋白在 11 g/dl 以下者，可用铁剂治疗。

②选用铁剂治疗，每日按铁元素 1～2 mg/kg 补充，餐间服用最为恰当。

③为促进铁的吸收，补铁的同时可适当补充维生素 C。

④对贫血合并锌缺乏症的儿童，先补铁纠正贫血，之后再补锌纠正锌缺乏症。

三、小儿营养不良的管理要求

（一）评估及分类

蛋白质－能量营养不良分别以体重/年龄、身长（身高）/年龄和体重/身长（身高）为评估指标，采用标准差法进行评估和分类，测量值低于中位数减2 个标准差为低体重、生长迟缓和消瘦（表 3-20）。

表 3-20　蛋白质－能量营养不良评估及分类

指标	测量值标准差法	评价
体重/年龄	M－3SD～M－2SD	中度低体重
	＜M－3SD	重度低体重
身长（身高）/年龄	M－3SD～M－2SD	中度生长迟缓
	＜M－3SD	重度生长迟缓
体重/身长（身高）	M－3SD～M－2SD	中度消瘦
	＜M－3SD	重度消瘦

（二）管理方法及内容

①建立体弱儿专案管理档案（表 3-21）。

②对每个营养不良儿童的病因分析，并与家长取得联系，采取相应的治疗方法。

③定期监测营养不良儿童。其中，低体重者应每月测量体重一次，发育迟缓者应每3个月测量体重、身高一次，消瘦与严重营养不良者应每月测量体重一次，每3个月测量身高一次，并把情况及时通知家长，配合医院的治疗。

④对需要进行临床治疗及半年内连续3次体重不增或连续2次身高不增者，可转诊至医疗或保健机构。

⑤直至该儿童营养不良得以完全纠正方可结案。

表 3-21　小儿营养不良专案管理卡

姓名：　　性别：　　出生日期：　　班级：　　开始管理时间：

检查日期	年龄	既往病史	体格检查					诊断	目前存在主要问题	治疗与处理意见	医生签字
		早产低出生体重、喂养（饮食）与患病情况	体重(kg)	身高(cm)	评价						
					$\frac{W}{A}$	$\frac{H}{A}$	$\frac{W}{H}$				

转归：痊愈/好转/转医院/未愈

结案日期：　　年　　月　　日

（三）对营养不良患儿的营养指导原则

①对现阶段存在营养不良问题的患儿，包括消瘦、严重慢性营养不良和绝大多数低体重的患儿，应认真查找病因，如是否患有急慢性感染或其他疾病、喂养方法是否得当、食物选择调配是否合理、有无不良饮食习惯等，应有针对性地进行营养指导，如进食量、各种营养素摄入量的评估与指导。对单纯的营养不良原则上不用药物治疗，对严重慢性营养不良患儿，若病情严重或合并其他疾病时，应给予相应的治疗。

②生长迟缓的患儿目前营养尚可，其身材低矮主要是过去喂养不当或反复患病引起的，因此指导重点应是合理喂养、预防疾病、加强体格锻炼等，使其以后的生长发育避免各种不利因素的影响。

四、小儿超重与肥胖的管理要求

（一）诊断方法及标准

1. 诊断方法

测量儿童身高、体重，根据世界卫生组织的身高标准体重值，按性别进行儿童肥胖的诊断和分度。

2. 评估与分度

在托幼园（所）管理中，以身高别体重大于或等于中位数加 2 个标准差（身高/体重≥M＋2SD），代表儿童体格趋于肥胖的粗指标，对肥胖儿童进行管理。

①超重：体重/身长（身高）≥M＋SD 或体质指数（BMI）/年龄≥M＋SD

②肥胖：体重/身长（身高）≥M＋2SD 或 BMI/年龄≥M＋2SD

（二）管理方法及内容

1. 建立专案

对单纯性肥胖的儿童建立肥胖儿童的管理卡片（表 3-22），进行专案管理。

表 3-22　肥胖儿童专案管理卡

姓名：　　　　　　　　　性别： 班级：　　　　　　　　　出生年月： 父亲身高体重： 母亲身高体重： 家庭其他肥胖成员：	干预方案：

2. 分析病因

从饮食、运动、遗传、心理等方面仔细分析病因，如考虑为其他疾病引起的肥胖应建议家长带患儿去医院进行检查。

3. 定期监测

重点监测体重增长幅度。每月测量体重一次，每 3 个月测量身高一次（表3-23）。

表 3-23　肥胖监测

首次检查结果：　　　　　　肥胖程度：　　　　　　开始管理时间：

日期	体重(kg)	身高(cm)	评价	饮食习惯			喜爱食品					生活习惯		运动			
				食量	进食速度	夜食	甜饮料	油炸食品	肉食	冰激凌	洋快餐	贪睡	户外活动	运动种类	运动强度	每天时间	每周频率
				大 中 少	快 中 慢	有 无	多 中 少	多 中 少	多 中 少	多 中 少	多 中 少	有 无	多 中 少		高 中 低	≤15 30 ≥45	≥5 4 ≤3

转归：痊愈/好转/未愈

结案日期：　　　年　　　月　　　日

81

4. 家长联系

与家长密切联系，给予家长正确的、科学的育儿知识；使家长重视肥胖的危害性，能够积极配合对患儿饮食起居上的调整以及治疗。

5. 结案

儿童的身高标准体重值正常后维持 3 个月方可结案；肥胖程度减轻并在半年内稳定为管理有效。

（三）治疗

适合儿童肥胖的治疗方法为行为矫正、饮食调整与运动的综合治疗方案。

1. 行为矫正

①纠正不良的饮食、运动行为与生活习惯。

②家园配合，共同执行减肥方案。

2. 饮食调整

①饮食管理原则。必须保证儿童生长发育基本需要与膳食营养平衡；主要控制脂肪的过多摄入；蛋白质必须保证，每天 1～2 g/kg；主食仍以碳水化合物为主，但应限制甜食、零食的摄入；指导家长在饮食原料上进行合理选择。

②园内具体实施方法。进餐时应在满足小儿基本营养及生长发育需要的前提下，适当限制患儿食量；在小儿要求添饭时，应给予体积大、热量少的食物，如多给蔬菜而尽量少添加主食；控制进食速度，就餐过程中应不断提醒肥胖儿"慢点吃"或"慢慢嚼，把饭嚼烂"等，以使小儿放慢进食速度。与家长配合，使患儿在园内、园外均能按照上述原则调整饮食，经常鼓励，树立家长及患儿的信心，持之以恒。

3. 运动治疗

①运动强度。肥胖儿童的运动强度应为中等强度，达到运动后个人最大心率的 80％，一般运动时脉搏达到 140～160 次/分较为合适（仅供参考），避免儿童过于疲劳。

②运动频率及持续时间。每次连续运动不少于 15 分钟，每天运动总时间为 45 分钟，每周运动 5 天，能达到较好的减肥作用。

③运动方式。选择有全身肌肉参加的有氧、移动身体重心的运动和适合儿童特点、多种多样、有趣味、易于坚持的活动项目，如跑步、跳绳、爬楼梯等。

4. 其他

①儿童期单纯性肥胖不提倡药物治疗。

②对于那些由其他疾病或心理因素引起肥胖的患儿，应针对病因积极治疗。

第七节 五官保健管理

一、目的及管理内容

（一）目的

定期开展儿童眼、耳、口腔保健，发现视力低常、听力异常、龋齿等问题进行登记管理，督促家长及时带患病儿童到医疗卫生机构进行诊断及矫治，降低儿童五官疾病发生率，提高疾病矫治率。

（二）管理内容

五官保健管理包括儿童的眼保健、听力保健、口腔保健相关内容。

二、眼保健的管理要求

通过眼保健宣传教育、视力评估和相关眼病的筛查，早期发现影响儿童视觉发育的眼病，及早矫治或及时转诊，以预防儿童可控制性眼病的发生发展，保护和促进儿童视功能的正常发育。

（一）管理对象

管理对象是园（所）全体儿童。对视力高危儿童（已诊断为弱视、斜视、高度屈光不正或家族中有高度视力低常者）应重点管理。

1. 管理内容

①建立定期视力检查制度。对 4 岁以上儿童每年至少进行一次视力、眼位的检查，4 岁以下儿童有条件也应进行检查。早期发现异常，及时确诊治疗。

②预防措施。第一，保护儿童视力：室内光线充足，不在光线过强或过暗的环境下看书、写画；一次连续看书或写画时间不超过半小时；培养儿童良好的看书、写画姿势，眼与书本的距离保持在 30～35 cm，书与桌面应成 30°～40°角；看电视时人眼与电视的距离应为电视屏幕对角线长度的 5～7 倍，连续看电视时间不宜超过半小时。第二，预防眼传染病：教育儿童不用脏手揉眼睛；发现眼传染病及时隔离患儿；定期对玩具、毛巾进行消毒，以预防眼科传染病的发生和流行。第三，预防眼外伤：注意儿童生活环境安全，杜绝儿童眼外伤的发生。

2. 对弱视儿童的管理

了解弱视儿童的矫治方法，督促协助在园的弱视儿童坚持弱视训练。

（二）儿童视力低常标准

4 岁视力小于等于 0.6；5 岁及以上视力小于等于 0.8。

（三）转诊

当儿童单眼视力低常或双眼裸眼视力相差 2 行或 2 行以上时，2 周～1 个月后应复查一次，仍符合上述条件时，转诊到眼保健专科门诊（表3-24）。

表 3-24　转诊单（眼）

存　根	转诊单	医院检查反馈单
姓名　性别　年龄 视力检查结果： 　　右眼（　） 　　左眼（　） 转诊单位： 转诊医生： 转诊日期：	姓名　性别　年龄 视力检查结果： 　　右眼（　） 　　左眼（　） 转诊单位： 转诊医生： 转诊日期：	姓名　　性别　　年龄 视力复查结果： 　　右眼（　）　左眼（　） 屈光检查结果： 　　右眼（　）　左眼（　） 诊断： 处理意见： 医院： 医生： 　　　年　　月　　日

三、听力保健的管理要求

早期发现听力障碍儿童、早期诊断、治疗并进行听觉言语训练，促使他们健康成长。

（一）重点监测对象

①筛查未通过者。

②具有后天致聋因素者：有传染病史（脑膜炎、麻疹、腮腺炎、猩红热等）；有反复发作的中耳炎史；有使用耳毒性药物史（庆大霉素、链霉素、卡那霉素、林可霉素、小诺米星、水杨酸制剂、呋塞米、奎宁、氯喹）；有头部外伤史（摔伤、砸伤、碰伤）；有癫痫、抽搐或不明原因的高热史；语言水平落后于同龄儿童；长期居住在噪声环境中。

（二）筛查与监测方法

1. 了解病史

凡新入园儿童均应询问听力筛查结果。具有后天致聋因素者应作为重点监测对象。

2. 筛查时间

①新入园健康体检时，筛查一次。

②每年结合大体检，全园儿童筛查一次。

③凡列入监测者，每半年监测一次，测查两次正常，转入正常管理。

3. 筛查方法

①简易筛查方法。筛查工具是塑料胶卷盒，内装 60 粒大米（50～60 dBspl）。

筛查 3～6 岁儿童时，检查者在筛查前向儿童讲明要求，请儿童听见声音后举手示意；筛查室内环境保持安静，周围墙壁无镜子；检查者应避开儿童视野，在儿童身后距耳 30～50 cm 处，左右分别水平摇动简易筛查工具给予声音刺激；给声后如无反应，间隔 30 秒重复一次，测试 3 次，其中 2 次有反应应视为通过。

②听力筛查仪。频率：500～4000 Hz。年龄：大于等于 2 岁，声音强度为 40～50 dBspl。

③记录。在听力筛查栏中画"√"表示通过，"×"表示未通过，记录在儿童保健体检卡中。

4. 转诊方法

听力筛查未通过者由检查者填写转诊单转入耳保健专科门诊（表 3-25）。

5. 登记统计

凡听力筛查未通过者，应填写统计表 5 五官保健统计表（表 2-9）并根据现行要求上报。

表 3-25　转诊单（耳）

存　根	转诊单	医院检查反馈单
姓名　　性别　　年龄 听力筛查方法： 　简易筛查法（　　） 　听力筛查仪（　　） 听力筛查未通过： 　右耳（　　）　左耳（　　） 转诊单位： 转诊医生： 转诊日期：	姓名　　性别　　年龄 听力筛查方法： 　简易筛查法（　　） 　听力筛查仪（　　） 听力筛查未通过： 　右耳（　）　左耳（　） 需进一步检查、确诊。 转诊单位： 转诊医生： 转诊日期：	姓名　　性别　　年龄 听力复查结果： 　右耳（　　） 　左耳（　　） 诊断： 处理意见： 医院： 医生： 　　　年　月　日

四、口腔保健的管理要求

培养儿童良好的口腔卫生习惯，预防龋齿，降低龋齿发生率，提高儿童口腔健康水平。

（一）管理内容

1. 建立定期口腔检查制度

①每半年进行一次口腔检查，其中一次应由口腔医生进行专科检查，无条

件单位由保健医生进行目测检查。

②龋齿检查标准按全国牙防组规定的现行标准。

③检查结果在体检表中按牙式进行填写，并在口腔检查登记本中准确记录。

④发现龋齿，及时治疗，及时充填。

2. 培养儿童良好的口腔卫生习惯

①早晚刷牙，饭后漱口。3 岁后开始培养早晚刷牙的习惯，三餐后立即漱口，提倡餐后刷牙。使用保健牙刷（牙刷毛束为 3 排，每排 6～7 束，毛质软并磨毛）及儿童含氟牙膏。学会有效的刷牙方法："上牙从上往下刷，下牙从下往上刷，刷牙要顺牙缝刷，咬颌面前后来回刷。"上下左右里外各牙面均刷到，每个部位反复刷 10 次，每次刷牙 2～3 分钟。推荐竖刷法和画圈法。

②纠正不良口腔习惯。纠正吮指、吐舌、咬唇或咬物、口呼吸、偏侧咀嚼等可引起各种牙颌面畸形的不良习惯。

（二）预防措施

1. 开展口腔卫生教育

通过各种形式，开展对儿童、家长及保教人员的口腔卫生教育活动，预防龋齿。

2. 控制糖和含糖食物的摄入

平衡膳食，限制吃糖量和次数。儿童用糖量以每人每天不超过 30g 为宜，用糖次数每天不超过 3 次，提倡只在正餐时食用，食后立即漱口或刷牙。

3. 局部用氟防龋

可选择以下方法，但不可同时采用 2 种以上用氟防龋法。①使用含氟牙膏：5～6 岁儿童每次刷牙时，可挤出黄豆粒大小（约 0.3 g）含氟牙膏刷牙，每日早晚各 1 次，3～4 岁儿童可酌情少量使用，但应在老师监督下使用，避免吞咽。②氟水含漱。③局部涂氟法。④氟凝胶浸牙法。后 3 种方法应由口腔专业人员操作。

（三）转诊

在口腔检查中发现龋齿或同一位置的恒牙萌出、乳牙未脱落及牙外伤者，应及时转诊到设有牙科的医疗保健机构进行充填及治疗。

第八节　健康教育

一、目的及管理内容

（一）目的

通过有计划地对儿童监护人、保教人员、在园儿童传播健康知识，从而达到更新健康观念、改善日常行为和周围环境，培养儿童良好健康行为。

（二）管理内容

①托幼机构应当根据不同季节、疾病流行等情况，制订全年健康教育工作计划并组织实施。

②健康教育的内容包括膳食营养、心理卫生、疾病预防、儿童安全以及良好行为习惯的培养等。健康教育的形式包括举办健康教育课堂、发放健康教育资料、宣传专栏、咨询指导、家长开放日等。

③采取多种途径开展健康教育宣传。每季度对保教人员开展一次健康讲座，每学期至少举办一次家长讲座。每班有健康教育图书，并组织儿童开展健康教育活动。

④做好健康教育记录，定期评估相关知识知晓率、良好生活卫生习惯养成、儿童健康状况等健康教育效果。

二、具体要求

①年度工作有计划、有总结。

②制订年度健康教育工作计划，保证可操作性和可实施性。计划应包括的具体内容有健康教育的内容、形式与时间，组织实施、实施流程和质量控制方法，人员安排，设备和材料准备，效果评价等。

③计划的制订要具体科学，计划里要包括健康教育活动要达到的目的和目标。目标要具体可行，指出活动针对的是什么人（目标人群）、由谁去做、选择什么手段和方式（渠道或媒介）、地点、传播内容、完成时间、需要动员的资源、效果评价。按计划分步骤地开展工作，在活动实施中就能做到心中有数，同时也给效果评价提供依据。

④健康教育与卫生宣教的不同还在于其更注重对活动的监测评价。因此，做每项健康教育工作都要进行监测和评价，以便了解计划设计的目标、方法、信息是否符合客观实际，从而为及时、准确地修订计划提供依据。

三、健康教育的工作方式

根据对象、时间、地点不同，可以采取多种方式：①通过游戏、儿歌、角色表演等；②举办各种小讲座、座谈会、讨论会；③面对面咨询指导、示教；④通过媒介进行，如板报、宣传册、宣传画、电子屏等；⑤家庭访问、家长信。

第九节　信息收集、分析及档案管理

一、目的及管理内容

（一）目的

可将反映工作质量的事实数据化，对分析研究托幼工作质量、不断发现问题、改进工作起着指导作用。

（二）管理内容

①托幼机构应当建立健康档案，包括托幼机构工作人员健康合格证、儿童入园（所）健康检查表、儿童健康检查表或手册、儿童转园（所）健康证明。

②托幼机构应当对卫生保健工作进行记录，内容包括：晨午检及全日健康观察记录表（表3-26）、在园（所）儿童带药服药记录表、儿童出勤登记表、儿童传染病登记表（表3-27）、儿童营养性疾病及常见疾病登记表（表3-28）、班级卫生消毒检查记录表（表3-29）、健康教育记录表（表3-30）、膳食委员会会议记录表（表3-31）、儿童伤害登记表（表3-32）。

③工作记录和健康档案应当真实、完整、字迹清晰。工作记录应当及时归档，至少保存3年。

④定期对儿童出勤情况、健康检查（表3-33）和传染病（表3-34）等进行统计分析，掌握儿童健康及营养状况。

⑤有条件的托幼机构可应用计算机软件进行儿童体格发育评价、膳食营养评估等卫生保健工作。

表 3-26　晨午检及全日健康观察记录表

日期	姓名	班级	晨午检情况（家长主诉与检查）	全日健康观察（症状与体检）	处理	检查者

备注：记录晨午检和全日健康观察中发现的儿童异常情况。

表 3-27　儿童传染病登记表

姓名	性别	年龄	发病日期	传染病名称										诊断单位	诊断日期	处置
				手足口病	水痘	流行性腮腺炎	猩红热	急性出血性结膜炎	痢疾	麻疹	风疹	传染性肝炎	其他			

备注：患某种传染病在该栏内画"√"。

表 3-28 儿童营养性疾病及常见疾病登记表

班级	姓名	疾病名称	确诊日期	干预与治疗	转归

备注：登记范围包括营养不良、贫血、单纯性肥胖、先心病、哮喘、癫痫、听力障碍、视力低常、龋齿等。

表 3-29 班级卫生消毒检查记录表

日期	班级	消毒物体									
		开窗通风	餐桌	床围栏	门把手	水龙头	图书（晾晒）	玩具	被褥（晾晒）	厕所	其他

备注：以画"√"的方式完成此表。

表 3-30 健康教育记录表

日期	地点	对象	形式	内容

备注：1. 对象是指儿童、家长、保教人员等。

　　　2. 形式是指宣传专栏、咨询指导、讲座、培训、发放健康教育资料等。

　　　3. 内容是指园（所）内各项健康教育活动的主要内容。

表 3-31 膳食委员会会议记录表

时间：
出席会议人员：
主持人：
会议议题：

会议记录：

备注：1. 由负责召开膳食委员会会议的人员记录。

　　　2. 会议议题简单注明主要讨论及需解决的问题。

　　　3. 会议记录记录围绕会议议题讨论的主要内容。

表 3-32　儿童伤害登记表

年　月　日

姓名：　　性别：　　年龄：　　班级：
伤害发生日期：　　年　月　日　伤害发生时间：____：____（用 24 小时计时法）
当班责任人：　　填表人：
伤害类型： 1＝交通事故　　2＝跌伤（跌、摔、滑、绊）　　3＝被下落物击中（高处落下物） 4＝锐器伤（刺、割、扎、划）　　5＝钝器伤（碰、砸） 6＝烧烫伤（火焰、高温固/液体、化学物质、锅炉、烟火、爆竹炸伤） 7＝溺水（经医护人员救治存活）　　8＝动物伤害（狗、猫、蛇等咬伤、蜜蜂、黄蜂等刺蜇） 9＝窒息（异物，压、闷、捂窒息，鱼刺/骨头卡喉） 10＝中毒（药品、化学物质、一氧化碳等有毒气体，农药，鼠药，杀虫剂，腐败变质食物除外） 11＝电击伤（触电、雷电）　　12＝他伤/攻击伤
伤害发生地点： 1＝户外活动场　2＝活动室　3＝寝室　4＝卫生间　5＝盥洗室　6＝其他（请说明）
伤害发生时活动： 1＝玩耍娱乐　　2＝吃饭　　3＝睡觉　　4＝上厕所　　5＝洗澡　　6＝行走 7＝乘车　　8＝其他（请说明_____）　　9＝不知道
伤害发生时和谁在一起： 1＝独自一人　　2＝老师　　3＝小伙伴　　4＝其他（请说明）　　5＝不知道
受伤后处理方式（最后处理方式）： 1＝自行处理（保健人员）且未再就诊　　2＝医疗卫生机构就诊　　3＝其他（请说明）
如果就诊，诊断是：_____
因伤害休息多长时间（包括节日、假期及周末）：_____天
转归：1＝痊愈　　2＝好转　　3＝残疾　　4＝死亡
简述伤害发生经过（对损伤过程做综合描述）：

表 3-33　学年（上、下）儿童健康检查统计分析表

托幼机构名称：

年龄组	在册人数	体检人数	体检率（%）	体格评价（人数）				血红蛋白			视力		听力		龋齿	
				低体重	生长迟缓	消瘦	肥胖	检测人数	轻度贫血人数	中重度贫血人数	检查人数	视力不良人数	检查人数	听力异常人数	检查人数	患龋人数
0 岁～																
1 岁～																
2 岁～																
3 岁～																
4 岁～																
5 岁～																
6～7 岁																
总计																

备注：1. 体检率＝体检人数/在册人数×100％。

　　　2. 某病患病率＝某病患病人数/检查人数×100％。

表 3-34　传染病发病统计表

托幼机构名称：　　　　　　　　　　　　　　　　　　　　　　　　　　　　　年

月份	在册儿童数	传染病发病数	各类传染病发病人数									
			手足口病	水痘	流行性腮腺炎	猩红热	急性出血性结膜炎	痢疾	麻疹	风疹	传染性肝炎	其他
9 月												
10 月												
11 月												
12 月												
1 月												
2 月												
3 月												
4 月												

幼儿园保健医工作指南

月份	在册儿童数	传染病发病数	各类传染病发病人数									
			手足口病	水痘	流行性腮腺炎	猩红热	急性出血性结膜炎	痢疾	麻疹	风疹	传染性肝炎	其他
5月												
6月												
7月												
8月												
合计												

二、托幼机构卫生保健管理档案目录举例

1. 卫生保健文件、规范

2. 卫生保健制度

3. 卫生保健计划、总结

4. 卫生保健登记册

5. 儿童膳食管理

6. 卫生消毒

7. 健康教育：①计划　②记录　③效果评估　④宣传册

8. 儿童健康管理：①儿童入园体检表　②儿童转园证明

9. 工作人员健康管理

10. 传染病管理：①制度　②预案　③处理流程

11. 体格锻炼管理

12. 肥胖儿管理：①肥胖儿登记　②肥胖儿专案　③干预　④效果

13. 培训学习记录：①园内　②园外

14. 幼儿名册

15. 预防接种记录

16. 儿童健康档案

17. 卫生保健统计报表

18. 儿童健康分析、科研、调查

第四章 托幼机构卫生保健人员专业技能

保健医的专业技能是托幼机构卫生保健工作的重要部分，本章介绍基本技能、儿童常见症状和营养性疾病处理、意外伤害及处理、现场急救等相关专业技能（图 4-1）。本章仅从文字上对卫生保健工作进行解释，具体流程图解参见第六章。

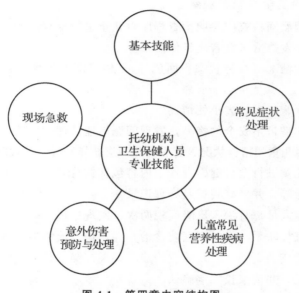

图 4-1 第四章内容结构图

第一节 基本技能

一、体温、呼吸、脉搏、血压的测量

（一）体温

目前多采用腋表测温，既方便又不易引起交叉感染。测量时将水银体温计的计度数甩到 35 ℃以下，然后体温计的水银端放在腋下最顶端后夹紧，腋表测温时间以 5 分钟为准。读取度数时视线要与水银体温计内液柱的上表面相平。儿童正常体温数值为腋窝温度 36 ℃～37 ℃。

（二）呼吸

在安静状态下，将手置于儿童胸部或腹部观察胸腹的起伏运动，一起一伏为一次呼吸。儿童正常呼吸频率为 22～24 次/分。

（三）脉搏

一般测量桡动脉时，用食指、中指、无名指指尖轻按桡动脉，不可用大拇指测量。儿童正常脉律规则、匀速，脉搏频率为 90～110 次/分。

（四）血压

血压计气袋宽度不宜超过上臂长的 2/3 或小于 1/2。儿童期正常收缩期血压（mmHg）一般可用"75＋2×年龄"的公式来推算。

二、晨午检及全日健康观察

①每日入园晨间检查应参照检查程序对儿童进行检查。

一摸：有无发热（可疑者测量体温）。

二看：一般情况（精神状态、面色等）；传染病的早期表现（咽部、皮肤有无皮疹等）。

三问：饮食、睡眠、大小便情况。

四查：有无携带不安全的物品，发现问题迅速处理。

②午检观察儿童的精神状况、有无发热和皮肤异常等，发现问题及时处理。

③应当对儿童进行全日健康观察，内容包括饮食、睡眠、大小便、精神状况、情绪、行为等，并做好观察及处理记录。

④卫生保健人员每日深入班级巡视两次，发现患病、疑似传染病儿童应当尽快隔离并与家长联系，及时到医院诊治，并追访诊治结果。

⑤患病儿童应当离园（所）休息治疗。如果接受家长委托喂药，应当做好药品交接和登记，并请家长签字确认。

⑥日托园应在入园时和午睡后对儿童进行健康观察，全托园应在晨检时、午睡后及晚间对儿童进行健康观察。

⑦建立晨检及全日健康观察登记制度，对在园儿童晨检及全日健康观察中发现的异常情况由检查者负责登记。班级教师登记在卫生保健记录的交接班登记册（二号册）上，保健医生登记在卫生保健记录的晨、午、晚检及全日健康观察登记册（一号册）上。

三、体格测量

（一）体重测量

1. 工具选择

体重测量应使用杠杆式体重秤或电子体重秤，最大称量为 60 kg，最小分度值为 50 g。

2. 测前准备

测量前应检查杠杆称的零点，放置的砝码应接近儿童体重。儿童应脱去外衣、鞋袜和帽子，空腹排空小便。

3. 测量方法

①儿童体位。幼儿 1～3 岁坐位，3 岁以上站位。测量时，幼儿站立在秤台中央，双手自然下垂。

②测量者。迅速调整游锤，使杠杆呈正中水平。

③读数。将砝码与游锤所示读数相加。使用电子体重秤称重时，待数据稳定后读数。记录时，儿童需除去衣服重量。体重记录以千克（kg）为单位，至小数点后 2 位。

（二）身长测量

1. 工具选择

2 岁以下幼儿量身长使用卧式量板，其刻度可读至 0.1 cm。

2. 测前准备

测量前应检查足板必须与头板平行，与底板垂直。儿童应脱去外衣、鞋帽。

3. 测量方法

①儿童体位。仰卧于量板中线上，头顶接触头板，面向上，两耳在同一水平上，两侧耳郭上缘与眼眶下缘的连线与量板垂直。

②测量者。位于儿童右侧，将左手置于儿童膝部，使其固定，用右手滑动滑板，使之紧贴足跟。

③读数。量床两侧的读数应保持一致，然后读数。儿童身长记录以厘米（cm）为单位，至小数点后 1 位。

（三）身高测量

1. 工具选择

2 岁以上幼儿量身高使用立式身高计，其刻度可读至 0.1 cm。

2. 测前准备

测量前应检查立柱与滑板是否垂直，连接处有无晃动。若连续处晃动，应及时加以纠正，儿童应脱去袜子、鞋帽。

3. 测量方法

①儿童体位。双手自然下垂，足跟并拢，足尖分开成 60°，足跟、骶骨部及两肩间区与立柱相接触，躯干自然挺直，头部正直，耳屏上缘与眼眶下缘呈水平位。

②测量者。站在儿童右侧，将滑板轻轻沿立柱下滑，接触儿童头顶。

③读数。双眼应与压板平面等高进行读数，儿童身高记录以厘米（cm）为单位，至小数点后1位。

四、视力检查

（一）视力表

4岁以上儿童使用国际标准视力表或对数视力表，3～4岁儿童如能配合，也可使用；1.5～4岁儿童使用儿童图形视力卡或点视力检查仪。

检查视力时，儿童应站在距离视力表5 m处。国际标准视力表的悬挂高度应使视力表1.0行与儿童双眼大致水平，对数视力表的悬挂高度应使视力表5.0行与儿童双眼大致水平。

（二）视力检查方法

检查时应遮盖一眼，分别检查，由最大视标开始。每行选择最外侧的一个视标依次向下。当儿童辨认发生困难时，开始检查上一行全部视标。

（三）视力记录

应记录儿童所测得的最佳视力，以能辨认出半数及半数以上视标的一行做记录。

五、冷敷法及热敷法

（一）冷敷法

1. 适应证

冷敷法适用于减轻局部充血或出血、减轻疼痛、制止炎症扩散及降低体温。

2. 使用方法

冷敷法需要的物品有冰袋、布套、冷水、冰水和小毛巾。将冰袋置于所需部位即可，物理降温时通常将冰袋置于颈部、腋窝、腹股沟等部位。冷湿敷法也适用，将在冷水或冰水中浸湿的毛巾拧至半干，以不滴水为度，敷于局部跌撞处或颈、额部，2～3分钟更换一次，一般敷20～30分钟。

3. 注意事项

使用过程中注意观察有无皮肤变色、感觉麻木，如有以上症状应立即停用，以防冻伤。心前区、腹部、后颈、足底、炎症后期禁忌冷敷。

（二）热敷法

1. 适应证

热敷法适用于保暖、解痉、消炎、止痛及减轻充血。

2. 使用方法

热敷法需要的物品有热水袋、布套及热水，水温不超过60 ℃。将温度适宜的水灌入热水袋中至 1/2～1/3 满，排出气体，拧紧盖，将热水袋倒提，挤压，检查确无漏水后装入布袋，放在所需部位。

3. 注意事项

热水袋不应直接接触儿童皮肤。急腹症、诊断不明、炎症早期禁忌热敷。

六、儿童用药

①家长填写委托服药登记表，记录要有班级、儿童姓名、药名、服药剂量、服药时间、家长签字等，家长在药袋上注明药名、儿童姓名等，不建议委托服用营养补充剂、抗生素、中药汤剂等。

②卫生保健人员严格执行托幼机构制定的儿童服药安全制度。

③用药前仔细核对班级、姓名、药名、用药时间、剂量等，不要出差错。药袋或药条字迹不清时不要服药。服用后药袋或药瓶保存 3 天。

④如果同时给几个儿童服药，不要同时打开几个药袋，以免拿错，造成漏服或误服，应服一份后签上执行人姓名，放回固定位置，再拿另一份。

⑤班级存放药物最好使用专用药箱，妥善存放，不允许儿童随便取到。

七、卫生消毒

（一）个人卫生与消毒

①保证儿童认真做到饭前便后用肥皂和流动水洗手。

②园内儿童每人一巾，每天清洗并消毒一次，毛巾应放置在阳光通风处晾晒，毛巾挂放间距以互相无重叠为适宜。

③刷牙杯与牙刷个人专用，牙刷每 3 个月更换一次（损坏及时更换）。

④每周为儿童剪指甲一次，每 2 周剪趾甲一次。

⑤儿童每周至少洗澡、洗头一次。

⑥全托园儿童必须每天洗脚、洗屁股。洗屁股毛巾个人专用，每次用后消毒；洗屁股盆个人专用，保洁放置，每周消毒。

⑦被褥、凉席个人专用，全托儿童每 2 周换洗床单、枕巾一次（日托每月一次）；被褥保持清洁、干燥，每月晒被褥并洗被套一次，有污物时要及时更换拆洗；枕席、凉席每日用温水擦拭。

⑧保教人员应保持仪表整洁，不得染指甲及留长指甲。

（二）饮食卫生

①循环使用的餐具、餐巾每次使用后要集中进行消毒。

②生吃瓜果要洗净或削皮。

③建立完善的进食卫生要求。

④非厨房工作人员禁止进入厨房。

⑤接触儿童饮食的工作人员工作前要用肥皂和流动水洗手。

（三）环境卫生与消毒

①托幼机构应当建立室内外环境卫生清扫和检查制度，每周全面检查一次并记录，为儿童提供整洁、安全、舒适的环境。室外环境应每日清扫，室内湿拭清扫，保持清洁整齐。厕所做到清洁、无异味，每日定时打扫，便器每次用后及时清洗干净。

②幼儿园内不得吸烟。室内空气流通新鲜，冬季以及夏季空调房间至少每半日通风一次，每次10～15分钟（根据房屋大小、室内外温差决定通风时间）。

③室内应当有防蚊、蝇、鼠、虫及防暑和防寒设备，并放置在儿童接触不到的地方。集中消毒应在儿童离园（所）后进行。垃圾污物要及时清除，有专门容器集中密闭存放。

④玩具每周至少清洁一次，图书要每周放在阳光下翻晒。

⑤各班清洁用具（扫帚、托布、抹布等）要专用专放并有标记。抹布每次用后要及时清洗干净，晾晒、干燥保存；拖布清洗后应当晾晒或控干后存放。

⑥厕所要儿童专用，儿童如厕后要及时冲刷，做到清洁通风、无异味，每天至少消毒一次，保持地面干燥。便器用后要及时清洗消毒。

⑦有游泳池的单位，应按环境卫生有关条例要求，做好水的消毒工作。

⑧新装修的室内环境要经有关部门检测，甲醛浓度在合格范围内方可投入使用。

（四）预防性消毒

①儿童活动室、卧室应当经常开窗通风，保持室内空气清新。每日至少开窗通风两次，每次10～15分钟。在不适宜开窗通风时，每日应当采取其他方法对室内空气消毒两次。

②餐桌每餐使用前消毒，水杯每日清洗消毒，用水杯喝豆浆、牛奶等易附着于杯壁的饮品后应当及时清洗消毒，反复使用的餐巾每次使用后消毒，擦手毛巾每日消毒一次。

③门把手、水龙头、床围栏等儿童易触摸的物体表面每日消毒一次。坐便器每次使用后及时冲洗，接触皮肤部位及时消毒。

④使用符合国家标准或规定的消毒器械和消毒剂。环境和物品的预防性消毒方法应当符合要求。

儿童体检小提示

"六一"快到了，幼儿园里真热闹，到处喜气洋洋的，小朋友们快快乐乐地准备过"六一"。这时候，幼儿园的卫生保健人员也开始忙碌起来，小朋友们又要定期测量体重、身高和筛查视力了。女孩子的发辫梳理得又别致又漂亮，测量身高时卫生保健人员没有松开发辫直接测量读数。保健医生把视力灯箱固定放置在统一的位置，4岁以上的小朋友开始坐在小椅子上检查视力。4～6岁的儿童身高相差接近20 cm，国际标准视力表1.0行能与儿童双眼大致位于同一水平位置吗？

【分析和提示】

按照卫生保健规范要求，测量身高时应松开发辫，使头部、骶骨部及两肩间区、足跟与立柱相接触。测量值不准确会影响营养评价、身高增长率等一系列指标，不利于全面掌握本园儿童生长发育的基本状况。视力检查时，由于4～6岁儿童身高有差距，身高较高的大班小朋友可以采用坐位，4岁的中班小朋友可以采用站位，这样国际标准视力表1.0行就能与儿童双眼大致位于同一水平位置了。

第二节　常见症状处理

一、发热

（一）基本概念

发热是儿童期常见的症状，见于各种全身性和（或）局限性感染以及许多非感染性疾病，一般认为体温比平时所测温度增高为发热，热度的高低与病情的轻重不一定平行。儿童正常体温36 ℃～37 ℃。

（二）发热的观察

精神状态、面色、呼吸，其他伴随症状，如呕吐、头痛、皮疹等。

（三）处理措施

①一般中度以上的发热才处理。

②多饮水，饮食清淡、易消化。

③体温超过39 ℃给退热药，既往有高热惊厥史的发热初期即需给药，退热药给药间隔需在4小时以上。

④物理降温可以用温水擦拭或将毛巾包裹冰袋放置于儿童的额部、腹股沟处。

⑤至少每4小时测体温一次，防止发生高热惊厥。

二、惊厥

（一）基本概念

惊厥是最常见的一类不随意运动，表现为全身或局部肌群突然发生不自主收缩，常伴意识障碍，是儿童时期常见的紧急症状。

高热惊厥是指由儿童中枢神经系统以外的感染所致的体温 38 ℃以上时出现的惊厥。高热惊厥的发生率很高，占儿童期惊厥原因的 30%。

（二）处理措施

①保持呼吸道通畅，防止舌咬伤。

②抽搐时应平卧，头转向一侧，及时清除口、鼻、咽喉内的分泌物或呕吐物，以防吸入气管而发生窒息。

③高热惊厥及时降温，可采取综合降温措施，物理降温可以用温水擦拭或将毛巾包裹冰袋放置于儿童的额部、腹股沟处。

④及时送医院处理。

三、腹痛

（一）基本概念

腹痛是儿童时期常见的症状之一，一部分属于急腹症范围，误诊和漏诊易造成严重损害，因此腹痛的鉴别诊断具有重要意义。儿童多无自述腹痛能力，更不能确切陈述腹痛的性质、部位及其演变过程，只能通过了解患儿的饮食、呕吐、大便性状等消化系统症状及面色、精神、特殊的固定体位等来判断病因。

（二）处理措施

寻找病因，根据病因做相应处理，疑似患有急性腹痛时应及时送医院治疗。病因诊断未明确时，禁用止痛药，以免延误诊断。

高热惊厥的预防与处理

小班的田田小朋友在班级活动区玩耍，精神很好，突然出现双眼凝视、紧咬牙关、全身阵挛性抽搐伴意识丧失，李老师吓得手足无措，恨不得瞬间将田田送到医院。可行动再迅速，从幼儿园到医院少说也要十几分钟，如果等 120 来急救，时间可能更久。那么在漫长的等待里，教师应如何给儿童适当的护理，从而稳定症状，防止病情进一步恶化呢？

【分析和提示】

带班教师应立即通知卫生保健人员，同时查明惊厥原因，判断是高热惊厥还是无热惊厥，然后协助保健人员进行紧急处理。

①李老师立即联系卫生保健人员，保健医生迅速到班级进行紧急处理。

②保健医生让幼儿侧卧，同时用纱布及时清除口、鼻中的分泌物，保持呼吸道通畅。用软布包裹压舌板放在上、下磨牙之间，防止抽搐咬伤舌头。

③控制惊厥。用手指捏、按压患儿的人中、合谷、内关等穴位两三分钟。

④李老师通知园领导和幼儿的家长。

⑤如果是高热引起的惊厥，抽搐时间短暂，停止后意识很快恢复。幼儿会全身无力，让其在卫生室观察休息，可以给予物理降温，冷敷、温水擦拭。

⑥控制惊厥无效时立即送医院。

⑦儿童病情稳定后，李老师在交接班登记册上记录田田小朋友的发病基本情况及处理。

⑧保健人员在晨、午、晚检及全日健康观察登记册上记录高热惊厥处理情况。

⑨高热引起的惊厥可以追寻到高热惊厥史，卫生保健人员应向新入园儿童的家长说明儿童常见症状对孩子的危害，获得家长的理解和配合，不隐瞒病史。

第三节　儿童常见营养性疾病处理

一、蛋白质－能量营养不良

（一）评估及分类

蛋白质－能量营养不良分别以体重/年龄、身长（身高）/年龄和体重/身长（身高）为评估指标，采用标准差法，以中位数（M）为基值加减标准差（SD）进行评估及分类，测量值低于中位数减 2 个标准差为低体重、生长迟缓和消瘦。

（二）干预措施

①对中重度营养不良儿童应建专案进行管理。

②进行喂养咨询和膳食调查分析，根据病因、评估分类和膳食分析结果，指导家长为儿童提供满足其恢复正常生长所需要的膳食，使能量摄入逐渐达到推荐摄入量（RNI）的 85％，蛋白质和矿物质、维生素摄入达到 RNI 的 80％。

③每月进行营养监测、生长发育评估和指导，直至恢复正常生长。

④重度营养不良儿童和中度营养不良儿童连续两次治疗体重增长不良或营养改善 3～6 个月后身长或身高仍增长不良者，应及时转诊。

⑤一般情况好，体重/年龄、身长（身高）/年龄或体重/身长（身高）大于等于中位数减 2 个标准差即可结案。

二、营养性缺铁性贫血

（一）评估及分度

Hb 为 90～109 g/L 是轻度贫血，60～89 g/L 为中度贫血，小于 60 g/L 为重度贫血。

（二）干预措施

中重度营养性缺铁性贫血儿童应建专案进行管理。

1. 铁剂治疗

①剂量。贫血儿童可通过口服补充铁剂进行治疗，按元素铁计算补铁剂量，即每日补充元素铁 1～2 mg/kg，餐间服用，分 2～3 次口服，每日总剂量不超过 30 mg，可同时口服维生素 C 以促进铁吸收。在常用铁剂中，1 mg 元素铁相当于硫酸亚铁 5 mg、葡萄糖酸亚铁 8 mg、乳酸亚铁 5 mg、枸橼酸铁铵 5 mg 或富马酸亚铁 3 mg。口服铁剂可能出现恶心、呕吐、胃疼、便秘、大便颜色变黑、腹泻等副作用。当出现上述情况时，可改用间歇性补铁的方法，即补充元素铁 1～2 mg/kg 每次，每周 1～2 次或每日 1 次，待副作用减轻后再逐步加至常用量。餐间服用铁剂可缓解胃肠道副作用。

②疗程。应在 Hb 正常后继续补充铁剂 2 个月，恢复机体铁储存水平。

③疗效标准。补充铁剂 2 周后 Hb 开始上升，4 周后 Hb 应上升 10～20 g/L 及以上。

2. 其他治疗

①一般治疗。合理喂养，给予含铁丰富的食物，也可补充叶酸、维生素 B_{12} 等微量营养素，预防感染性疾病。

②病因治疗。根据可能的病因和基础疾病采取相应的措施。

轻中度贫血儿童补充铁剂后 2～4 周复查 Hb，并了解服用铁剂的依从性，观察疗效。重度贫血儿童、轻中度贫血儿童经铁剂正规治疗 1 个月后无改善或进行性加重者，应及时转诊治疗。治疗满疗程后 Hb 达正常即可结案。

三、维生素 D 缺乏性佝偻病

（一）评估与分期

1. 早期

①多见于 6 月龄内特别是 3 月龄内的婴儿，可有多汗、易激惹、夜惊等非特异性神经精神症状，此期常无骨骼病变。

②血钙、血磷正常或稍低，碱性磷酸酶（AKP）正常或稍高，血 25-(OH)D 降低。

③骨 X 线片无异常或长骨干骺端临时钙化带模糊。

2. 活动期

①小于 6 月龄的婴儿可有颅骨软化，大于 6 月龄婴儿可见方颅、手（足）镯、肋骨串珠、肋软骨沟、鸡胸、O 型腿、X 形腿等。

②血钙正常低值或降低，血磷明显下降，血 AKP 增高，血 25-(OH)D 显著降低。

③长骨干骺端临时钙化带消失，干骺端增宽，呈毛刷状或杯口状，骨骺软骨盘加宽，大于 2 mm。

3. 恢复期

①早期或活动期患儿可经日光照射或治疗后逐渐减轻或消失。

②血钙、血磷、AKP、25-(OH)D逐渐恢复正常。

③长骨干骺端临时钙化带重现、增宽、密度增加，骨骺软骨盘小于 2 mm。

4. 后遗症期

严重佝偻病治愈后遗留不同程度的骨骼畸形。

（二）干预措施

对活动期佝偻病儿童应建专案进行管理。

1. 维生素 D 治疗

活动期佝偻病儿童建议口服维生素 D 治疗，剂量为 800 IU/d（20 μg/d）连服 3～4 个月或 2000～4000 IU/d（50～100 μg/d）连服 1 个月，之后改为 400 IU/d（10 μg/d）。口服困难或腹泻等影响吸收时，可采用大剂量突击疗法，一次性肌注维生素 D 15 万～30 万 IU（3.75～7.5 mg）。若治疗后上述指征改善，1～3 个月后口服维生素 D 400 IU/d（10 μg/d）维持。大剂量治疗中应监测血生化指标，避免高钙血症、高钙尿症。

2. 其他治疗

①户外活动。在日光充足、温度适宜时每天活动 1～2 小时，充分暴露皮肤。

②钙剂补充。乳类是婴幼儿钙营养的优质来源，乳量充足的足月儿可不额外补充钙剂。膳食中钙摄入不足者，可适当补充钙剂。

③加强营养，应注意多种营养素的补充。

若活动期佝偻病经维生素 D 治疗 1 个月后症状、体征、实验室检查无改善，应考虑其他非维生素 D 缺乏性佝偻病（肾性骨营养障碍、肾小管性酸中毒、低血磷抗维生素 D 性佝偻病、范可尼综合征）、内分泌及骨代谢性疾病（甲状腺功能减低、软骨发育不全、黏多糖病）等，应转专科门诊明确诊断。活动期佝偻病症状消失 1～3 个月，体征减轻或恢复正常后观察 2～3 个月无变化者，即可结案。

四、超重/肥胖

（一）评估与分度

①超重：体重/身长（身高）大于等于中位数加 1 个标准差或体质指数/年龄（BMI/年龄）大于等于中位数加 1 个标准差。

②肥胖：体重/身长（身高）大于等于中位数加 2 个标准差或 BMI/年龄大于等于中位数加 2 个标准差。

（二）干预措施

①对肥胖儿童应建专案进行管理。

②对筛查出的所有肥胖儿童采用体重/身长（身高）曲线图或 BMI 曲线图进行生长监测。

③有危险因素的肥胖儿童在常规健康检查的基础上每月监测体重，酌情进行相关辅助检查。

④怀疑有病理性因素、存在并发症或经过干预肥胖程度持续增加的肥胖儿童，转诊专科门诊进行进一步诊治。

⑤开展有关儿童超重/肥胖预防的健康教育活动，包括均衡膳食、避免过度进食、培养健康的饮食习惯和生活方式、尽量少看电视或电子媒体等。

⑥对超重/肥胖儿童进行饮食状况和生活方式的分析，纠正不良饮食和生活习惯。

肥胖儿的管理

壮壮小朋友在幼儿园生活 2 年了，定期体检时体重超出同龄的孩子，被保健医评价为肥胖儿。班级教师在日常的观察中也发现壮壮的食量大，喜欢吃甜食，在户外活动中，由于本身较重，稍稍运动就会觉得累，易出汗，而且运动时间较短，活动量比较少。保健医与家长交流后了解到，壮壮的爸爸妈妈对孩子的知识学习很重视，所以壮壮参与户外游戏的机会相对就少，家长也对孩子的身体状况比较担忧。为此，保健医针对孩子的这一情况，根据幼儿园制定的肥胖儿管理方案，从饮食、运动、家园配合和生活方式等方面对壮壮进行保健干预。

【分析和提示】

①对壮壮的体格测量数值登记上册，建立专案管理，分析原因，提出指导意见。

②与班级教师和保育员沟通，在幼儿进餐时少盛多添，多给蔬菜，控制进餐速度，细嚼慢咽。

③由保育员专人负责体育锻炼。选择一些全身肌肉参加的移动体位的有氧运动，运动后脉搏达到 140～160 次/分，每次连续运动不少于 15 分钟，上下午各一次。形式多样，选择可以坚持的项目，帮助孩子养成爱运动的习惯，每天运动 40～60 分钟，每周至少 5 次，跳绳和蹦高交替进行。每月发放一次锻炼记录表，由保育员根据孩子的表现进行打分。

④建立月检测记录，每月测体重、身高一次，根据结果及时做出肥胖程度的评价。

⑤与家长交流，了解孩子的生活习惯，向家长提出改进建议。例如，控制看电视和玩电脑游戏的时间，尽量减少静坐的时间，养成勤快的习惯，帮助家

长做力所能及的事情等，争取获得家长的配合，做到家园联合。

⑥对体重管理有效时，给予壮壮表扬和鼓励，强化其养成良好的生活习惯；对体重管理无效时，与当班教师和保育员沟通，监督其加强管理。

⑦做好经常性的健康教育，使家长和幼儿增加信心，自觉纠正不良生活习惯。

第四节　意外伤害预防与处理

一、意外伤害的预防

（一）预防原则

①托幼机构的各项活动应当以儿童安全为前提，建立定期全园（所）安全排查制度，设立安全检查小组，负责督促检查园（所）内的安全工作。安全小组的工作由园长或分管园长负责，定期召开工作会议，针对存在的问题进行讨论和整改。落实预防儿童伤害的各项措施。

②托幼机构的房屋、场地、家具、玩教具、生活设施等应当符合国家相关安全标准和规定。

③托幼机构应当建立重大自然灾害、食物中毒、踩踏、火灾、暴力等突发事件的应急预案。如果发生重大伤害应当立即采取有效措施，并及时向上级有关部门报告。

④托幼机构应当加强对工作人员、儿童及其监护人的安全教育和突发事件应急处理能力的培训，定期进行安全演练，普及安全知识，提高自我保护和自救的能力。

⑤保教人员应当定期接受预防儿童伤害相关知识和急救技能的培训，做好儿童安全工作，消除安全隐患，预防跌落、溺水、交通事故、烧（烫）伤、中毒、动物致伤等伤害的发生。

（二）预防食物中毒

①加强食品卫生安全管理，防止发生食物中毒。

②严格执行食物采购验收制度和膳食计划，做到现做现吃、不剩饭菜。

③炊事员做好食堂卫生工作，养成个人良好卫生习惯，若患有传染病应及时离岗。

④食堂工作人员各项操作符合要求，生熟食物分别有对应的刀、容器、案板。

（三）预防异物吸入

①培养儿童良好的饮食习惯，进餐时保持安静，细嚼慢咽，防止食物吸入。

②儿童年龄较小时，不应进食整粒的坚果及带刺、带骨的食物。

③儿童哭泣时不要吃东西。

④不应让年龄较小的儿童玩体积小、锐利的玩具，如珠子、别针、扣子等，以免其塞入耳道、鼻腔或放入口中误服，造成耳道、鼻腔、气管、食道异物或皮肤刺伤。

⑤教育儿童不要把豆类、纸团等塞进耳、鼻。

（四）预防儿童走失

①建立接送制度，确保儿童安全。

②严格执行交接班制度，交接班及外出活动时及时清点儿童人数，同时教育儿童不离开集体。

③新入园儿童要有专人看管。

（五）安全教育

①加强对儿童和工作人员的安全教育。

②保健人员应定期进行提高儿童自身保护力的安全教育，纠正不良行为习惯。

③教育儿童不带小刀、图钉等危险品入园，入园晨检时要检查口袋。

④教育儿童在攀爬大型玩具时不要互相打闹、推拉，以免摔伤。

（六）活动场所具体安全要求

①清除园内活动场地、房屋内外一切不安全因素和隐患。儿童活动场地应平整、防滑，尤其是盥洗室地面应防滑，保持干燥。注意门窗安全，窗户、阳台、楼梯口应有栏杆，高度不低于 1.1 m，栏间距不大于 11 cm，中间不设横向栏杆，以免儿童攀爬。儿童出入的门应向外开，在门缝处加橡皮垫，不建议使用推拉门窗，以免夹伤。

②大型玩具必须定期检修，存在安全隐患的应停止使用。

③室内暖气片应加罩，夏季驱蚊要有安全措施。

④室内电器插座的安装高度在 1.7 m 以上，经常检查电器是否漏电。

⑤儿童避免接触化学消毒剂及清洁剂。

⑥儿童不允许进入食堂、库房、洗衣间，幼儿园开水间应设在远离儿童的区域。

⑦机动车不得擅自驶入园内儿童活动场所。

（七）生活设施、设备及玩具具体安全要求

①热水瓶、移动电源插座、药物、剪刀等应妥善存放，不让儿童随便取到，以免发生烫伤、烧伤、触电及割伤。

②消毒液应存放在盥洗室固定位置，严禁放在儿童的活动室或寝室；班级

存放的外用药和内服药应分开放在儿童取不到的地方，避免误服，预防化学中毒。

③进餐时，为儿童添饭的热饭盆不应在儿童的面前及头的上方传递，以免发生伤害。

④为儿童准备洗手、洗澡水时要先放凉水再放热水，防止烫伤。

⑤为儿童选购和制作玩具时要考虑其卫生性和安全性。有尖角或木刺、易脱色、不易清洗消毒的玩具不宜给儿童玩。不应选购体积小、锐利的玩具，如珠子、别针、扣子等，以免其塞入耳、鼻或放入口中误服，造成耳道、鼻腔、气管、食道异物或皮肤刺伤。

二、意外伤害的处理

（一）处理原则

①儿童发生意外伤害时，班级教师应及时向卫生保健人员和园长报告。

②卫生保健人员应在第一时间到达伤害现场，及时采取紧急救援措施，并决定是否需要打急救电话，必要时与当班教师一起陪同儿童前往医院诊治。

③若幼儿发生骨折等严重事故，园长应及时与家长取得联系，若幼儿发生擦伤等轻微伤害，由班级教师陪同到医务室（卫生室）处理。

④在做好抢救、救援工作的同时，保证园内治安秩序的稳定。

（二）创伤

首先仔细检查伤口的大小、深度。若有严重污染和异物存留，应及时用过氧化氢或生理盐水将伤口洗净，然后用75％的酒精在伤口周围由里向外消毒。

①擦伤：局部涂碘酊或其他外用消毒液。

②裂伤：创口浅表、边缘整齐、出血不多时，给予局部清洗后用创可贴，一般能自愈；若伤口较大（超过1cm）、较深、出血较多，一般需缝合，消毒纱布局部包扎压迫止血后应及时送医院处理。

③刺伤：刺伤部位较深时，送医院清创，应用抗生素及破伤风抗毒素。

④头部血肿：早期可用冷敷减少出血，48小时后可考虑热敷，大多可吸收，较大血肿应到医院治疗。

⑤跌落伤：可按严重程度分为轻伤、中等伤、重伤。除应注意局部损伤外，尤其应注意有无其他损伤，如脑震荡、内脏损伤、骨折等。

（三）骨折

①闭合性骨折（皮肤未破裂）应将骨折处固定，固定范围应超过骨折部位上、下两个关节。选择长度、宽窄合适的木板，内衬棉花或布类作为夹板。搬运时避免引起进一步损伤，及时送医院治疗。

②开放性骨折（皮肤和软组织破裂与外界相通）立即用消毒巾和棉垫加压

包扎，已暴露的骨骼不能还位，然后再用夹板固定。送往医院途中将患肢适当垫高，注意检查绷带松紧是否适度，并密切观察患儿全身情况。

（四）关节脱位

关节脱位后除局部疼痛、肿胀、关节功能丧失外，局部有典型的关节变形，外观与健侧不对称。儿童常见的关节脱位是桡骨头半脱位，应送医院及时复位。

（五）鼻出血

消毒棉球擦净血液，用手指直接压住出血一侧的鼻翼或捏住两侧鼻翼5～10分钟，同时用冷毛巾敷在鼻根部，数分钟即可止血。若经常反复鼻出血或经处理出血不止时，应送医院查明出血原因，做相应处理。

（六）异物

①鼻腔异物。对能合作的儿童，可用手按住没有异物的鼻孔，嘱咐其做擤鼻动作，或用棉签刺激鼻腔，使其打喷嚏将异物喷出。经处理无效应立即送医院，年龄较小不能合作的儿童用送医院处理。

②眼异物。立即翻开眼睑，滴眼药水将异物冲出或用消毒棉球沾上生理盐水将异物拭走，禁忌用手擦揉。异物嵌入角膜或处理无效应立即送医院。

③外耳道异物。对能合作的儿童，可将头歪向异物侧，单脚跳，让异物自行脱落，也可用小镊子取出，取异物时一定将儿童头部固定，以免乱动损伤鼓膜。若异物是小虫子，用手电诱其自动爬出。体积大的异物如果取出困难，应立即送医院。

④食管异物。体积较小、表面光滑的异物能通过胃肠道随粪便排出，食道异物较大、嵌顿在狭窄部位或尖锐异物应到医院处理。

⑤咽部异物。用镊子取出，必要时到医院处理。不要采取吞咽饭团的方法，否则会造成局部损伤。

⑥喉部、气管异物。较大的异物嵌在喉部，可造成呼吸困难、急性喉梗阻而引起窒息。发现儿童有声音嘶哑、呼吸困难的现象，应立即采取海姆立克急救法。让儿童上身前倾，抢救者在其后双手重叠拢在儿童上腹部，冲击性挤压，使其腹压增高，加大胸腔压力，促使肺内产生强大气流，将异物从气管内冲出。异物已进入气管自然咳出的概率只有1%，应及时送医院处理，支气管镜检查是有效的诊断和治疗方法。

（七）烧烫伤

创面较浅较小，立即用凉水持续冲洗，疼痛减轻可涂万花油等药物。创面较大，烫伤部位流水持续部洗降温，持续20分钟左右，让患处温度与正常皮肤温度一致，冲洗的过程中应该注意流水冲力不应过大。如有衣物，应于降温后剪除，但不能强行剥离，以免撕破水泡，要尽量保存烫伤后水泡的完整性。

局部不要随意涂抹药物，以免影响医生对烧伤严重程度的判断。经过上述简单处理后，可以一边使用冰袋冷敷创面止痛，一边到医院就诊。

（八）昆虫咬伤

一般昆虫咬伤局部涂3%的氨水，中和毒素，涂清凉油、复方炉甘石洗剂等止痒药物，可以冷敷止痛。蜜蜂蜇伤先拔除蜂刺，然后涂3%的氨水。局部组织红肿明显，疼痛剧烈，受伤儿童全身情况欠佳，立即送医院治疗。

（九）意外伤害处理记录

按照卫生保健记录登记册中的儿童伤害与事故登记册使用说明分别记录。如不属于儿童伤害与事故登记册使用说明登记范围，但在医务室（卫生室）经过保健人员处理的意外伤害必须登记，记录内容应包括儿童姓名、日期、班级、意外伤害发生情况及处理等。

无意中造成的骨裂

3岁的萍萍在幼儿园户外活动时，由张老师带领下玩踢球游戏，被一男孩踢到小腿，右腿胫骨骨裂，卧床1个多月。

①张老师立即联系卫生保健人员，保健医生迅速到活动区进行紧急处理。

②保健医生让幼儿平卧，观察受伤部位是否出现局部肿胀，观察皮肤颜色。询问孩子身体局部是否有疼痛和压痛感，活动后疼痛是否有所加重。

③经检查后发现孩子受伤部位肿痛、皮肤变色，保健人员判断可能发生了闭合性骨折。

④张老师通知园领导，通知萍萍的家长。

⑤保健人员将骨折处固定，固定范围应超过骨折部位上、下两个关节。选择长度、宽窄合适的木板，内衬棉花或布类作为夹板，及时送医院治疗，途中避免引起进一步损伤。经过医院检查，确诊为骨裂。

⑥张老师在交接班登记册上记录了萍萍小朋友意外伤害的基本情况及处理。

⑦保健人员在儿童伤害与事故登记册上根据伤害的发生时间、地点及损伤过程，综合描述事故发生经过，填写医院的最后诊断和治疗意见，按分级分类标准划分事故性质并写出分析。

嬉戏打闹造成头部小血肿

萌萌和飞飞是某幼儿园大班的小朋友。李老师带领他们到户外活动，飞飞站在萌萌的背后，两人均在队尾。趁队伍行走拉开距离时，两人嬉闹，萌萌推飞飞时摔倒，导致飞飞的头部撞到墙上，形成头部小血肿。

①李老师向配班教师简单说明，马上带着飞飞到卫生室进行紧急处理。

②保健医生让幼儿平卧，观察受伤部位是否出现局部肿胀，观察皮肤颜色及飞飞的精神状况，询问飞飞身体局部是否有疼痛和压痛感。

③经检查后发现孩子的受伤部位肿痛、皮肤变色未破裂、神志清醒，保健人员判断可能头部小血肿。

④保健医生从冰箱拿出小冰袋，套上布袋，将冰袋置于头部血肿部位冷敷，减少出血，48小时后可考虑热敷。

⑤李老师在交接班登记册上记录飞飞小朋友意外伤害的基本情况及处理。

【分析和提示】

以上两个案例都是幼儿在玩耍过程中无意间造成的意外伤害，是教师和家长都不愿意看到的。小朋友在一起玩时容易拥挤、打闹，教师一定要加强责任心，要组织严密，提出要求，排队下楼梯时，要拉开距离，不要拥挤，不要打闹，防止意外事故的发生。

场地、设施的安全隐患造成伤害

涛涛刚去幼儿园的第四天发生了意外。他想去小便，老师让涛涛去了厕所。涛涛小便完了，由于幼儿园盥洗室的地面上有积水，涛涛不注意摔倒，头磕到了小便槽的边沿，在医院缝了3针。现在涛涛的伤已经好了，但是额头上还是留下了一道疤，涛涛受到惊吓，不肯去幼儿园。

①李老师向配班教师简单说明，马上带着涛涛到卫生室进行紧急处理。

②保健人员检查伤口，发现伤口较大（超过1 cm）、出血较多，需要缝合，马上用消毒纱布局部包扎压迫止血后立即送医院处理。

③李老师通知园领导，通知涛涛的家长。

④李老师在交接班登记册上记录了涛涛小朋友意外伤害的基本情况及处理。

⑤保健人员在儿童伤害与事故登记册上根据伤害发生的时间、地点及损伤过程，综合描述事故发生经过，填写医院的最后诊断和治疗意见，按分级分类标准划分事故性质并写出分析。

【分析和提示】

这个案例属幼儿园的场地、设施存在安全隐患造成的意外伤害，幼儿园教师没有尽到管理的责任。幼儿园盥洗室的地面有积水，直接造成了伤害的发生。清洁活动场地应该是幼儿园的责任。孩子在玩耍时摔倒是很平常的，不可能要求做到每个孩子在玩耍时都不摔倒，关键在于为什么在盥洗室有积水，负责清洁的人员应承担主要责任。

幼儿园安排幼儿的各种活动都应想到该活动可能具有哪些危险因素，幼儿园应采取充分的保护措施。以上案例发生均因幼儿园未采取必要的安全保护措施。

第五节 现场急救

一、现场心肺复苏的意义

当儿童突然发生心跳和呼吸停止时，应及时采取正确有效的复苏措施，4～8分钟内建立基础生命维持，保证重要脏器的血氧供应。心肺复苏必须在现场立即进行，为进一步抢救直至挽回生命而赢得最宝贵的时间。

对于非专业急救人员，只要发现儿童意识突然丧失、没有呼吸或者没有正常呼吸，即只有喘息，应轻拍肩膀并大声呼喊以判断意识是否存在，如果无反应，就应该立即实施初步急救和复苏。

二、现场心肺复苏的操作方法

（一）胸外按压

儿童仰卧于平地上，急救者可采用跪式体位，用单手或双手掌根在乳头连线处水平按压胸骨，手指不接触胸壁，按压时肘伸直，垂直向下用力按压（图4-2）。按压频率不低于100次/分，下压深度至少为胸廓前后径的1/3，每次按压之后应让胸廓完全恢复。按压时间与放松时间各占50%左右，放松时手掌根部不能离开胸壁，以免按压点移位。

（二）开放气道

将一只手置于患儿的前额，然后用手掌推动，使其头部后仰。将另一只手的手指置于颏骨附近的下颌下方，提起下颌，使颏骨上抬。注意在开放气道的同时应该用手指挖出病人口中的异物或呕吐物。

（三）人工呼吸

急救者以右手拇指和食指捏紧儿童的鼻孔，用自己的双唇把儿童的口完全包绕，然后吹气1秒以上，使胸廓扩张（图4-3）。吹气毕，施救者松开捏鼻孔的手，让儿童的胸廓及肺依靠其弹性自主回缩呼气，同时均匀吸气，呼吸频率8～10次/分。通气时不需要停止胸外按压，按压与通气的比率为30∶2。

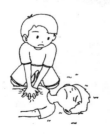

图4-2 胸外按压

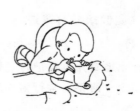

图4-3 人工呼吸

第五章 卫生保健中的保教结合

幼儿园中的卫生保健工作是幼儿园整体工作中的一个环节，保教结合是卫生保健工作能够落实和发展的关键，这就要求保健医对园所教育教学要求有一个基本的了解，从而对保教结合的切入点提出相应的建议。本章仅从文字上介绍幼儿园卫生保健工作中保教结合的部分内容（图 5-1），具体流程图解参见第六章。

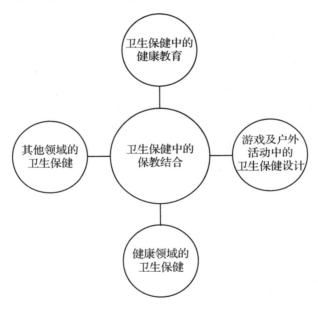

图 5-1　第五章内容结构图

第一节 卫生保健中的健康教育

一、幼儿园健康教育概述

（一）目的

通过有计划地对儿童监护人、保教人员、在园儿童传播健康知识，从而达到更新健康观念、改善日常行为和周围环境、培养儿童良好健康行为的目的。

（二）要求

①根据时代发展，结合园所实际，明确健康教育目标，有计划地安排健康教

育内容与实施计划。依照园所卫生保健重点，制订可操作性强的健康教育年度计划、月计划，要求目的性强、观点正确，依照计划进行落实并留存相应档案资料。

②健康教育内容及形式应多样化，依据目标人群不同采取不同的健康教育方式，以确保健康教育的效果。

③注意收集健康教育效果的信息反馈，定期对健康教育的结果进行评估，并依据评估结果不断改进健康教育方式，如进行儿童健康行为评估、家长问卷等。

④对健康教育的方式及内容进行登记（健康教育与家长联系册），保留健康教育评估的原始材料并有分析报告。

（三）内容及形式（表 5-1）

表 5-1　幼儿园健康教育的内容及形式

内容	举例	对象及形式
良好的生活与卫生习惯	生活习惯：早睡早起，每天午睡，按时进餐，按时排便； 卫生习惯：饭前便后洗手，早晚刷牙，饭后漱口，保护五官，保持整洁（勤洗澡、勤换衣服、勤剪指甲）	幼儿：健康教育课、游戏、儿歌、故事、舞台剧、墙饰、宣传栏、图书／自制图书、展板、示范观摩、演练演习、视频
生活自理能力培养	穿脱衣物鞋袜，整理自己的物品	
安全教育	生活、运动中的安全，交通安全，紧急疏散，防火防走失，火灾地震逃生，求救技能（110、119、120 等常用求救电话）	
情绪教育	宣泄转移消极情绪，正确表达自身情感，调整控制情绪	
营养教育	不同食物与身体的关系，良好的饮食习惯，正确的饮食方法	
性别教育	满足幼儿心理与性好奇，正确的性别角色意识和行为，隐私保护	
环境与健康	环境与健康的关系，保护环境、维护健康	
疾病预防及早期发现（教师）	教师应初步了解幼儿常见传染病的早期症状及幼儿常用急诊急救相关知识	园所工作人员：培训、座谈、研讨、观摩、比赛、宣传栏、展板
幼儿护理常规（教师）	不同季节、不同年龄幼儿护理重点，幼儿培养目标及注意事项	
幼儿营养（炊事员）	幼儿每日参考摄入量，不同季节、气候的食材搭配，幼儿营养膳食管理，幼儿菜品创新	

内容	举例	对象及形式
幼儿常见疾病管理	不同季节幼儿常见疾病的识别及家庭护理	家长：家长会、家长信、访谈、宣传栏、宣传册、展板、家长开放日、亲子活动、电话、短信、网络
园所卫生保健管理要求	幼儿服药管理制度及要求，幼儿体检及口腔防龋制度及要求，幼儿返园检疫管理，幼儿园计划免疫管理要求	
幼儿五官保健	儿童口腔保健及龋齿矫治知识，儿童眼保健及视力矫治知识，儿童听力保健知识	
幼儿卫生习惯培养	不同年龄幼儿卫生习惯的培养目标	
传染病防控	不同季节常见传染病的防控方案	

二、工作人员健康教育

园所卫生保健人员可通过不同方式关爱园内工作人员的健康情况。例如，在每年职工体检结束后针对发现的慢性病、传染病等开展知识讲座，向育龄职工宣传孕产期保健知识等。同时，伴随着社会的发展，竞争日益激烈，幼儿教师面临着极大的压力，园所应适时开展教师心理问题的干预工作。

（一）教师

教师是幼儿每日接触最多的人，确保幼儿教师本身的健康教育观点正确、鲜明，是保证幼儿健康教育正确、高效的基础。定期组织教师参加多种形式的健康教育活动，对提升教师业务素养、不断更新卫生保健知识具有重要意义。

保健医应依据园所教师培训制度，定期对教师进行幼儿健康知识培训并考核，确保教师对卫生保健相关要求心中有数，能够针对不同幼儿采取不同的健康教育方式。在巡班过程中，保健医应针对发现的健康教育问题进行即时指导，并将问题总结归纳，定期向园所教师集中反馈。

（二）保育员

园所应依据自身特点，制定保育员培训制度，并依照幼儿年龄特点制定操作性强的保育员工作常规。

新上岗保育员应进行岗前培训，培训合格后上岗，培训考核重点应为日常卫生技能、物品卫生消毒技能及幼儿护理技能。

保育员的健康教育形式包括讲座、讨论、座谈、相互观摩学习及保育员竞赛等。

（三）炊事员

同一张幼儿食谱，不同炊事员做出来风格大不相同。食材切块的大小，调味品的用量及火候的掌握都影响幼儿对食物的接受程度。园所应对炊事员进行定期的健康教育，以保证幼儿饮食健康。

炊事员培训重点为幼儿营养部分，重点应涵盖幼儿带量食谱的使用、幼儿糖盐等调味品的正确使用、健康的烹调方式及不同年龄段幼儿的膳食要求。

炊事员的健康教育形式包括定期讲座、厨艺竞赛及每月一次的伙食委员会讨论。

三、儿童家长健康教育

家长是园所重要的合作伙伴。幼儿健康习惯的养成离不开家长与教师的共同努力。保证幼儿家长掌握正确的健康知识，对于幼儿健康具有决定性作用。

（一）内容

家长健康教育的主题应与园所整体健康教育进度相一致，以保证幼儿在园内接受的健康指导及健康习惯在家庭中得到延伸。

（二）形式

1. 家长会/家长信

家长会及家长信是最为普遍的家长健康教育方式，内容通常会包含一般性的卫生保健要求，如园所幼儿带药服药制度、体检制度、免疫及隔离制度等。此类健康教育方式覆盖面广，家长接受程度高，但对于一些个性化问题难以面面俱到。保健医应积极利用每学期的家长会或固定群体（如肥胖儿）家长信等方式进行常规制度和知识的宣教。

2. 个别访谈

个别访谈的时间可以选择在晨检、离园或其他时间，但应避免周围有其他不相关的人员在场。个别访谈一般针对幼儿个性化的问题，如肥胖、消瘦、视力低常、不良卫生习惯等。访谈前保健医应尽量多地了解幼儿在园各项情况，避免仅仅围绕问题提出要求，否则会引起家长的反感。例如，在进行个别访谈时能先说明幼儿在园的各项优点、进步，一方面能让家长感受到园所对幼儿的关注，另一方面也降低了工作难度，增加家长的配合度。

3. 宣传栏/宣传册

园所的宣传栏、班级外的宣传栏或向家长发放的宣传册是卫生保健健康教育的重要途径，此种途径的内容应与班级健康教育主题相一致。由于宣传栏或宣传册需要家长主动关注，因此在内容和形式上应做到吸引家长以获得更多的关注，进而达到更好的健康教育效果。能够吸引家长的宣传栏或宣传册应避免大段的文字表达，可以更多地选择图片、幼儿照片或亲子照片来表达宣教内容。内容应为家长较为关注的问题，如小班幼儿如何缓解分离焦虑及大便情况等。

4. 家长开放日

为了让家长更好地了解孩子在幼儿园的学习、生活情况，不断获取新的健康理念，增进幼儿园、教师、家长之间的联系与沟通，更好地达到家园共育的目的，家长开放日也是园所健康教育的有效途径。家长开放日可以让家长在了解幼儿学习、生活情况的基础上也能了解其他幼儿的发展情况，通过对比让家长更加了解幼儿的习惯培养目标，从而更加支持园所各项工作的开展。

5. 网络

随着社会信息化水平的不断推进，很多幼儿园有了自己的网络平台，部分幼儿园进一步开发了手机应用软件（APP）（图 5-2）、微信公众号（图 5-3）等移动网络平台。通过网络信息推送，家长能实时了解卫生保健的最新理念。

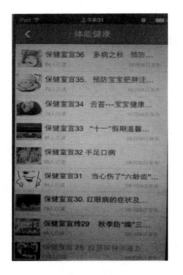

图 5-2　某幼儿园健康教育应用软件

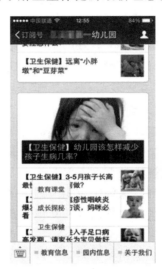

图 5-3　某幼儿园微信公众号

四、在园儿童健康教育

（一）健康教育的内容

幼儿健康教育内容多种多样，很难做到面面俱到，保健医应从园所卫生保健年度重点工作出发，有计划地开展幼儿的健康教育，包括良好的生活与卫生习惯、生活自理能力培养、安全教育、情绪教育、营养教育、性别教育、环境与健康七个方面。

（二）健康教育的形式

1. 健康教育课

健康教育课是幼儿健康教育的常见方式，健康教育课的主体应为教师，保健医进行指导及传递知识。教学教案中应有与保健医计划相一致的卫生保健健康教育主题，保健医负责文字、照片资料的整理及效果评估。

2. 游戏

游戏是幼儿喜闻乐见的活动形式，将健康教育的内容融合在游戏中可在很大程度上提高幼儿的参与热情。游戏的编制应注意趣味性、竞技性和实用性。例如，中班幼儿在进行勺和筷子的交替时，可增加有关筷子使用技巧的游戏活动，促进幼儿双手精细动作的发育。

3. 儿歌

即使是小班幼儿，也具备口齿清楚地说儿歌的能力。儿歌在潜移默化地影响幼儿健康习惯养成的过程中起着重要的作用。把生硬的卫生保健要求改为朗朗上口的儿歌，可以让幼儿快速记忆并在实践中不断加深印象，这是一种很好的健康教育形式。

4. 其他形式

除了上述健康教育形式以外，依据园所自身特点，幼儿还可以采用故事、舞台剧、宣传栏、图书或自制图书、演练演习、视频、墙饰、滚动屏等健康教育形式。

健康教育活动档案举例

一次好的健康教育活动除了需要精心设计、效果突出以外，还要注重资料留存及档案整理，表5-2是一张健康教育活动记录表。除健康教育活动记录表外，还要将通知、签到、讲义、宣传材料、问卷及分析结果附在表格后面，作为一次完整的健康教育活动记录加以留存。

表 5-2　健康教育活动记录表

活动时间		活动地点		组织部门	
活动主题		工作人员			
参加对象及人数		活动形式			
活动小结					
现场照片					

【分析和提示】

一份完整的健康教育活动记录对于档案整理及经验积累尤为重要。针对不同健康教育活动进行正确的效果评估，可以总结此次活动的经验，同时发现存在的问题，在此后的健康教育活动中加以避免。每份健康教育活动资料都应是年度健康教育计划的落实材料。

激烈的保育员技能大赛

由于幼儿园面临巨大的招生压力，很多园所纷纷建立分园或是增加班级。一时间，新上岗的保育员数量急剧增加，而且其中相当一部分人还需要父母照顾。面对这样的局面，为了提高保育员专业技能，营造团结、勤奋、和谐的工作氛围，保健医小李向园所建议举办一次保育员技能大赛，内容包括擦桌子、叠被子、进餐护理及知识问答，这个建议得到了园领导的支持。在赛前准备期间，园所形成了"比、学、赶、帮、超"的氛围，保育员们主动加班练习，园长亲自巡视，协调比赛的准备工作。

大赛当天，幼儿园还请了上级领导、专家担任评委。比赛开始后，保育员态度认真、技术娴熟，充分体现了扎实的业务功底，就连保健医小李也对保育员们的进步感到十分惊讶。在比赛过程中，每个保育员都认认真真、一丝不苟，消毒水的配比、桌子的擦拭、被子的叠放、分餐及进餐都能够按照要求进行。知识问答环节更是竞争激烈，几乎没有什么问题能难住保育员们，知识竞赛变成了抢答赛。由于每个保育员的表现都很出色，最后不得不靠加试题区分出一、二、三名。通过本次活动，激发了保育员的工作热情，既为保育员创造了表现自我、锻炼自我的平台，又提高了他们的操作技能，增强了保育员的信心和主人翁意识。

【分析和提示】

保育员的人员变动在所难免，很多园所都出现了保育员年轻化的趋势，因此保育员的培训工作尤为重要。保育员在园所容易被人忽视，保健医应积极为保育员创造展示自身风采的平台，从而增强卫生保健指导的工作力度，切实保证幼儿的健康成长。

不同位置健康教育墙饰举例

健康教育墙饰是对幼儿进行健康教育的有效形式，卫生保健健康宣教不等于"厕所文化"，在幼儿园不同位置都应进行相应的健康知识的渗透。表5-3、表5-4是幼儿园不同位置的健康教育墙饰内容说明及举例。

表 5-3　不同位置健康教育内容说明

位置	盥洗室	饮水区	图书区	分餐区	教室墙面	走廊墙面
内容举例	正确的洗手法、刷牙/漱口步骤、如厕步骤、小便颜色说明、衣裤整理要求	正确饮水量、鼓励喝白开水内容	正确读书姿势、眼保健操、眼保健	膳食金字塔、认识食材、正确的饮食习惯	天气与衣着、互动墙面、值日生内容	口腔保健、安全防护、互动墙面
要求	保健医负责卫生保健健康教育主题墙饰的计划及资料收集整理，依据不同幼儿年龄特点及能力水平，选择不同方式的墙饰内容，如对衣物整理内容而言，小班幼儿可选择示范图片，中班幼儿可选择真实幼儿照片，大班幼儿可选择幼儿自己的画作					

表 5-4　不同位置健康教育内容举例

位置	照片	培养目标	适用班级	其他（用法、季节等）
盥洗室		提醒幼儿如厕后提好裤子并整理好衣服	小班中班	小班幼儿刚入园及其他年龄段的秋冬季节
洗手池 1		为幼儿提示正确的洗手方法	小班中班大班	各年龄班可以根据幼儿的特点和需要，采用照片、图片、文字等不同的形式展示
洗手池 2		提示幼儿在什么情况下需要洗手	小班中班大班	各年龄班可以根据幼儿的特点和需要，采用照片、图片、文字等不同的形式展示

位置	照片	培养目标	适用班级	其他（用法、季节等）
饮水区1		提示幼儿饮水量是否合适	小班中班大班	用给小苗浇水的图片，观察浇水量和小苗的生长情况，对比自己接的水量是否适宜
饮水区2		记录幼儿的饮水量	小班	幼儿喝完一杯水就可以在自己的小鱼上插上一片鱼鳞（小水滴），既引发了幼儿喝水的兴趣，又锻炼了小肌肉
分餐区1		学习正确的擦嘴方法	小班	幼儿吃完饭送碗时，可以按照图例学习擦嘴
分餐区2		学习正确使用筷子的方法	中班大班	幼儿在该区域活动时，可到这里拿着筷子练习夹豆子等
图书区		指导幼儿用眼卫生	中班	用图片及幼儿图片示范的形式，在幼儿读书时提示用眼卫生

位置	照片	培养目标	适用班级	其他（用法、季节等）
教室墙面		口腔保健	中班大班	指导幼儿使用正确的方法刷牙，学习口腔保健知识
走廊墙面		形成良好的行为习惯	小班	走廊墙面形象生动地对幼儿的行为习惯产生影响

第二节 游戏及户外活动中的卫生保健设计

一、户外活动中的安全问题

（一）体育教学活动

①场地不平整或存在积水等易使幼儿跌倒，保健医要留意户外场地的变化，如有问题及时与园所沟通，进行处理。

②幼儿间隔过小易发生拥挤，保健医应注意是否存在幼儿拥挤的情况，指导教师及时调整活动场地。

③游戏活动的难易程度如不符合幼儿发展水平，会造成幼儿参与度低或在运动中受伤，保健医要合理评估游戏活动的难度及幼儿的参与度。

④幼儿服饰及鞋底如存在不适合运动的情况易造成运动损伤，保健医应及时与家长沟通，使幼儿的着装适合运动。

⑤教师应考虑是否存在幼儿难以理解的游戏规则，应尽量避免因规则制定不合理或幼儿不遵守规则而造成运动损伤。

（二）自由自选活动

①在自由自选活动中的玩具取放环节，幼儿易发生拥挤，保健医应关注教师是否有序组织幼儿取放玩具。

②在自由自选活动时，教师应避免幼儿远离视线，超出活动范围而发生危险。

④合理评估自由自选活动中器械的安全性，避免出现幼儿磕碰，及时根据幼儿运动发育水平选择相应的器械。

④避免幼儿因情绪过度兴奋而发生不能控制自身运动的情况，提醒教师及时调整幼儿情绪水平，减少运动风险的发生概率。

（三）循环区和开放区区域体育活动

①区域体育活动通常会设置难度不同的运动项目，保健医应关注幼儿是否能正确选择符合自身能力的项目，出现问题及时与教师沟通。

②区域体育活动项目设置不合理易发生某一区域拥挤的情况，如平衡区过于密集或难度过高。保健医要依据幼儿活动特点，指导教师合理穿插其他运动项目。

③要关注幼儿的运动量，避免同一幼儿在固定区域反复活动而忽视了其他运动区域的锻炼，避免同一肌肉过度锻炼造成拉伤等运动损伤。

（四）室内体育活动

由于天气原因，幼儿有越来越多的时间进行室内运动。在室内运动过程中，保健医应注意是否合理使用空间，并依据空间特点制定相应活动项目，避免出现空间过于拥挤造成碰撞、跌伤。

（五）大型玩具或器械活动

①在幼儿使用大型玩具或器械活动的过程中，要确保幼儿掌握正确的使用方法及活动规则，例如，使用滑梯时幼儿应排好队，等前面的幼儿滑下站起后，后面的幼儿再使用，幼儿要双手扶稳，不推挤。

②在有些使用特殊运动器械的活动中，如攀爬、悬吊等，应关注幼儿的能力是否可以胜任相关项目，提醒教师密切关注幼儿的运动情况，避免发生危险。

二、户外活动与体质测试

国民体质测试幼儿部分素质测试指标包括 10 米折返跑、立定跳远、网球掷远、双脚连续跳、坐位体前屈及走平衡木。其中，10 米折返跑反映人体的灵敏程度，立定跳远反映人体的爆发力，网球掷远反映人体上肢和腰腹肌肉力量，双脚连续跳反映人体协调性和下肢肌肉力量，坐位体前屈反映人体柔韧性，走平衡木反映人体平衡能力。在设计户外活动时，要兼顾上述运动能力的训练。

（一）下肢力量训练

下肢力量的训练是幼儿园最为常见的游戏训练项目，也是体质测试项目中"5 分率"最高的项目之一。幼儿下肢力量训练的方式主要为跑、跳。应依据幼儿体质测试结果，合理分配下肢力量锻炼时间占比，务必要求训练方式与幼儿能力相符，避免出现意外伤害。

（二）上肢力量训练

上肢力量训练一般在所有训练方式中占比较少，因而也是体质测试项目中"5 分率"最低的项目之一。幼儿上肢力量训练的主要方式为投掷、攀爬、悬吊。日常的户外体育活动项目设计要有意识地增加上肢力量训练的内容，内容设计要符合幼儿能力特点，重视幼儿的参与程度。

（三）平衡能力训练

平衡能力也是幼儿体质测试中"5 分率"较低的项目之一。平衡能力的训练项目应设计不同的难度，循序渐进地提高幼儿平衡能力。例如，可以从走直线开始，逐渐增加高度，减少宽度，由直线到曲线，适当设计游戏情节增加幼儿参与的热情，同时要注意加强保护，避免运动损伤。

小脚丫的旅行

为了让孩子们更好地亲近大自然，感受春天大自然的美好风光，近日，幼儿园组织了一次以"小脚丫的旅行"为主题的远足活动，让孩子们一起背上小书包，在教师的带领下走进公园。一路上，孩子们显得特别兴奋，叽叽喳喳，有说有笑，大家一起唱起了歌，"走，走，走走走，我们小手拉小手。走，走，走走走，一同去郊游……""过马路要看红绿灯，要走斑马线……"在欢笑声中，孩子们手拉手，肩并肩，兴高采烈地走在路上，欣赏着沿途的春日美景。孩子们一会儿摸摸小草，一会儿闻闻小花。在教师的引导下，孩子们认识了各种各样的树：高大茂密的杨树、笔直秀颀的银杏树、粗壮挺拔的松树、身姿婀娜的柳树……通过看一看、摸一摸、比一比、说一说，孩子们还认识了不同形状、不同大小的树叶，有的像动物的尾巴，有的像手掌，有的像扇子……清新的大自然带给幼儿别样的视觉感受，教师感受到了孩子们对大自然强烈的好奇心。保健医小王一路上不敢有丝毫懈怠，密切留意孩子们的安全情况。

终于到达目的地了。孩子们欢呼雀跃地坐在软软的草地上，在春日温暖的阳光下，共同分享着自己带来的食物，你送我一颗糖，我给你一个小面包，孩子间纯真的友谊洒满了整个草坪。小肚子吃饱了，大家一起寻找小昆虫，小手轻轻地把小草拨开，生怕弄疼了小草，吓走了小虫。"大家快来呀，这里有一只七星瓢虫。""这里有西瓜虫。""这里有甲壳虫。"……惊喜的呼喊声在草坪上此起彼伏。不知是谁提议："我们来做游戏吧。"于是，孩子们玩起了老鹰捉小鸡、丢手绢、网小鱼……在游戏中输了的小朋友表演节目，有的讲故事，有的唱儿歌。这些平时在幼儿园里的活动，今天来到大自然这个大教室里，带给了孩子们课堂以外的乐趣。

快乐的时光总让人觉得短暂，该回幼儿园了，孩子们自觉地清理了草坪，将大小垃圾都扔入垃圾袋里，保持了环境的整洁。回去时孩子们依旧徒步，虽然孩子们感觉有些累，但是没有一个喊走不动的，还相互鼓励"坚持到底就是胜利"，脸上依然是那么快乐。

远足，让孩子们走进大自然，拥抱大自然，和灿烂的阳光打招呼，和黄绿的小草做朋友，和可爱的小动物做伴，和树叶一起跳舞，和教师、家长、小朋友一起游戏，到处都留下了欢乐的足迹。远足，还增进了同伴间的友情，锻炼了孩子的意志。

【分析和提示】

《3—6岁儿童学习与发展指南》中明确提出幼儿应具有一定的力量和耐力，3～4岁幼儿能行走 1 km 左右，4～5岁幼儿能连续行走 1.5 km 左右，5～6岁幼儿能连续行走 1.5 km 以上，途中可适当停歇。通过远足，一方面让幼儿近距离地接触大自然，更好地探究身边的事场；另一方面也锻炼了幼儿的耐力和克服困难的品质。远足的组织和实施过程中要特别注意幼儿的安全，避免意外事故的发生。

第三节　健康领域的卫生保健

健康领域是卫生保健工作开展的主阵地。《3—6岁儿童学习与发展指南》是幼儿园开展教育教学工作的指导性文件。对每一个卫生保健人员来说，充分学习其中的内容对园所更好地实施保教结合有着重要意义。《3—6岁儿童学习与发展指南》中列出了对不同年龄幼儿健康指标的要求，这些指标在不同幼儿中存在一定差异，在实际执行时应当依据园所实际情况进行相应调整。

一、身心状况

(一) 目标1: 具有健康的体态

1. 参考标准 (表 5-5)

表 5-5　身心状况的目标 1

3～4 岁	4～5 岁	5～6 岁
①身高和体重适宜 参考标准: 男孩: 　身高: 94.9～111.7 cm 　体重: 12.7～21.2 kg 女孩: 　身高: 94.1～111.3 cm 　体重: 12.3～21.5 kg	①身高和体重适宜 参考标准: 男孩: 　身高: 100.7～119.2 cm 　体重: 14.1～24.2 kg 女孩: 　身高: 99.9～118.9 cm 　体重: 13.7～24.9 kg	①身高和体重适宜 参考标准: 男孩: 　身高: 106.1～125.8 cm 　体重: 15.9～27.1 kg 女孩: 　身高: 104.9～125.4 cm 　体重: 15.3～27.8 kg
②在提醒下能自然坐直、站直	②在提醒下能保持正确的站、坐和行走姿势	②经常保持正确的站、坐和行走姿势

注: 身高和体重数据来源于《2006 世界卫生组织儿童生长标准》4、5、6 周岁儿童身高和体重的参考数据。

2. 教育建议

①为幼儿提供营养丰富、健康的饮食。例如,参照《中国孕期、哺乳期妇女和 0～6 岁儿童膳食指南》,为幼儿提供谷物、蔬菜、水果、肉、奶、蛋、豆制品等多样化的食物,均衡搭配;烹调方式要科学,尽量少煎炸、烧烤、腌制。

②保证幼儿每天睡 11～12 小时,其中午睡一般应达到 2 小时左右。午睡时间可根据幼儿的年龄、季节的变化和个体差异适当减少。

③注意幼儿的体态,帮助他们形成正确的姿势。例如,提醒幼儿要保持正确的站、坐、走姿势,发现有八字脚、罗圈腿、驼背等骨骼发育异常的情况,应及时就医矫治;桌、椅和床要合适,椅子的高度以幼儿写画时双脚能自然着地、大腿基本保持水平状为宜,桌子的高度以写画时身体能坐直,不驼背、不耸肩为宜,床不宜过软。

④每年为幼儿进行健康检查。

3. 卫生保健建议

①制作科学合理的带量食谱并选择科学的烹调方式;组织相关健康教育帮助幼儿树立健康的饮食习惯及生活方式;培训教师相关营养知识及幼儿护理重点。

②制定合理的一日生活时间安排，小班幼儿适当增加午睡时间；注意纠正幼儿不良睡眠习惯及睡姿；指导教师正确的幼儿睡眠护理。

③及时发现幼儿体态问题；注意班级是否存在桌椅高度与幼儿不匹配的情况；组织正确读写姿势的健康教育。

④定期组织幼儿体检工作。

（二）目标2：情绪安定愉快

1. 参考标准（表5-6）

表5-6 身心状况的目标2

3～4 岁	4～5 岁	5～6 岁
①情绪比较稳定，很少因一点小事哭闹不止 ②不高兴时能听从成人的哄劝，较快的平静下来	②经常保持愉快的情绪，不高兴时能较快缓解 ②需要不能满足时能够接受解释，不乱发脾气 ③愿意把自己的情绪告诉亲近的人，一起分享快乐或求得安慰	①经常保持愉快的情绪，知道引起自己某种消极情绪的原因，能努力化解 ②表达情绪的方式比较适度，不乱发脾气 ③能随着活动的需要较快地转换情绪和注意

2. 教育建议

①营造温暖、轻松的心理环境，让幼儿形成安全感和信赖感。例如，保持良好的情绪状态，以积极、愉快的情绪影响幼儿；以欣赏的态度对待幼儿。注意发现幼儿的优点，接纳他们的个体差异，不与同伴做横向比较；幼儿做错事时要冷静处理，不厉声斥责和打骂。

②帮助幼儿学会恰当表达和调控情绪。例如，用恰当的方式表达情绪，为幼儿做出榜样，如生气时不乱发脾气；和幼儿一起谈论自己高兴或生气的事，鼓励幼儿与人分享自己的情绪；允许幼儿表达自己情绪并给予适当的引导，如幼儿发脾气时不硬性压制，等冷静后告诉他什么行为是可接受的；发现幼儿不高兴时，主动问问情况，帮助他们化解消极情绪。

3. 卫生保健建议

①努力创建一个舒适、整洁的园所环境；新小班幼儿分离焦虑及个别幼儿的情绪问题及时关注，做好家长工作。

②依据幼儿年龄特点组织相关的健康教育内容，诱导幼儿恰当地表达情绪。

（三）目标3：具有一定的适应能力

1. 参考标准（表5-7）

表5-7　身心状况的目标3

3～4岁	4～5岁	5～6岁
①能在较热或较冷的户外环境中活动 ②换新环境时情绪能较快稳定，睡眠、饮食基本正常 ③在帮助下能较快适应集体生活	①能在较热或较冷的户外环境中连续活动半小时左右 ②换新环境时较少出现身体不适 ③能较快适应人际环境中发生的变化，如换了新老师能较快适应	①能在较热或较冷的户外环境中连续活动不少于半小时 ②天气变化时较少感冒，能适应车、船等交通工具造成的轻微颠簸 ③能较快融入新的人际关系环境，如换了新的幼儿园或班能较快适应

2. 教育建议

①保证幼儿的户外活动时间，提高幼儿适应季节变化的能力。例如，每天为幼儿安排不少于2小时的户外活动，其中体育活动时间不少于1小时，季节交替时要坚持；因地制宜，过热或过冷的地区可选择温度适当的时间段开展户外活动。

②经常与幼儿玩拉手转圈、秋千、转椅等游戏活动，让幼儿适应轻微的摆动、颠簸、旋转，促进其平衡器官机能的发展。

③锻炼幼儿适应生活环境变化的能力。例如，注意观察幼儿在新环境中的饮食、睡眠、游戏等方面的情况，采取相应的措施帮助他们尽快适应新环境；经常带幼儿接触不同的人际环境，如参加亲戚朋友聚会，支持他与不同群体的小朋友游戏等，使幼儿较快适应新的人际关系。

3. 卫生保健建议

①依据幼儿年龄特点制定户外活动时间安排。例如，冬春季中大班幼儿可先进行户外活动，以适应较冷的环境；夏秋季小班幼儿可先进行户外活动，以避免长时间的较热环境。制定园所户外体育锻炼制度，明确不同气候情况下的活动方式选择。

②合理设置园所户外玩具，保证大型玩具安全性。

③确定重点幼儿，如新入园小班幼儿，指导教师对饮食、睡眠、大小便情况的观察重点。

二、动作发展

（一）目标1：具有一定的平衡能力，动作协调、灵敏

1. 参考标准（表5-8）

表5-8　动作发展的目标1

3～4岁	4～5岁	5～6岁
①能沿地面直线或在较窄的低矮物体上走一段距离 ②能双脚灵活交替上下楼梯 ③能身体平稳地双脚连续向前跳 ④四散跑时能躲避他人的碰撞 ⑤能双手向上抛球	①能在较窄的低矮物体上平稳地走一段距离 ②能以匍匐、膝盖悬空等多种方式钻爬 ③能助跑跨跳过一定距离，或助跑跨跳过一定高度的物体 ④能与他人玩追逐、躲闪跑的游戏 ⑤能连续自抛自接球	①能在斜坡、荡桥和有一定间隔的物体上较平稳地行走 ②能以手脚并用的方式安全地爬攀登架、网等 ③能连续跳绳 ④能躲避他人滚过来的球或扔过来的沙包 ⑤能连续拍球

2. 教育建议

①利用多种活动发展幼儿的身体平衡能力。例如，走平衡木或沿着地面直线、田埂行走；玩跳房子、踢毽子、蒙眼走路、踩小高跷等游戏活动。

②发展幼儿动作的协调性和灵活性。例如，鼓励幼儿进行跑跳、钻爬、攀登、投掷、拍球等活动；玩跳竹竿、滚铁环等传统体育游戏。

③对于拍球、跳绳等技能性活动，不要过于要求数量，更不能机械训练。

④结合活动内容对幼儿进行安全教育，注重在活动中培养幼儿的自我保护能力。

3. 卫生保健建议

①依据不同年龄及园所幼儿实际平衡能力水平，设置不同难度的户外锻炼项目。

②依据园所卫生保健数据，着重提高园所指标完成不良的运动能区，如攀爬、投掷等。

③合理评价不同运动形式的安全性。

（二）目标2：具有一定的力量和耐力

1. 参考标准（表5-9）

2. 教育建议

①开展丰富多样、适合幼儿年龄特点的各种身体活动，如走、跑、跳、攀、爬等，鼓励幼儿坚持下来，不怕累。

②日常生活中鼓励幼儿多走路、少坐车，自己上下楼梯，自己背包。

3. 卫生保健建议

①合理设置体育活动内容，保证幼儿参与度，对于幼儿参与度差的项目要查找原因及时纠正。

②做好幼儿体育锻炼的健康教育工作。

表 5-9　动作发展的目标 2

3~4 岁	4~5 岁	5~6 岁
①能双手抓杠悬空吊起10 s左右	①能双手抓杠悬空吊起15 s左右	①能双手抓杠悬空吊起 20 s左右
②能单手将沙包向前投掷 2 m 左右	②能单手将沙包向前投掷 4 m 左右	②能单手将沙包向前投掷 5 m 左右
③能单脚连续向前跳 2 m 左右	③能单脚连续向前跳 5 m 左右	③能单脚连续向前跳 8 m 左右
④能快跑 15 m 左右	④能快跑 20 m 左右	④能快跑 25 m 左右
⑤能行走 1 km 左右（途中可适当歇歇、停停）	⑤能连续行走 1.5 km 左右（途中可适当停歇）	⑤能连续行走 1.5 km 以上（途中可适当停歇）

（三）目标 3：手的动作灵活协调

1. 参考标准（表 5-10）

表 5-10　动作发展的目标 3

3~4 岁	4~5 岁	5~6 岁
①能用笔涂涂画画 ②能熟练地用勺子吃饭 ③能用剪刀沿直线剪，边线基本吻合	①能边线较直地画出简单图形，或能边线基本对齐地折纸 ②能用筷子吃饭 ③能沿轮廓线剪出由直线构成的简单图形，边线吻合	①能根据需要画出图形，线条基本平滑 ②能熟练使用筷子 ③能沿轮廓线剪出由曲线构成的简单图形，边线吻合且平滑 ④能使用简单的劳动工具或用具

2. 教育建议

①创造条件和机会，促进幼儿手的动作灵活协调。例如，提供画笔、剪刀、纸张、泥团等工具和材料，或充分利用各种自然、废旧材料和常见物品，让幼儿进行画、剪、折、粘等美工活动；引导幼儿生活自理或参与家务劳动，发展其手的动作，如练习自己用筷子吃饭、扣扣子、帮助妈妈择菜叶、做面食等；幼儿园在布置娃娃家、商店等活动区时，多提供原材料和半成品，让幼儿有更多机会参与材料制作。

②提醒幼儿注意安全。例如，为幼儿提供的塑料粒、珠子等活动材料，要足够大，材质要安全，以免造成异物进入气管、铅中毒等伤害；为幼儿示范拿筷子、握笔的正确姿势和使用剪刀、锤子等工具的方法；提醒幼儿不要拿剪刀等锋利工具玩耍，用完后要放回原处。

3. 卫生保健建议

①小班用勺子进餐，中大班用筷子进餐，不同年龄段设置相应的餐具使用技巧练习。

②保证幼儿精细动作练习时的安全性，如剪刀、穿珠子的竹签等。

三、生活习惯与生活能力

（一）目标1：具有良好的生活与卫生习惯

1. 参考标准（表5-11）

表5-11　生活习惯与生活能力的目标1

3～4岁	4～5岁	5～6岁
①在提醒下，按时睡觉和起床，并能坚持午睡 ②喜欢参加体育活动 ③在引导下不偏食、挑食，喜欢吃瓜果、蔬菜等新鲜食品 ④愿意饮用白开水，不贪喝饮料 ⑤不用脏手揉眼睛，连续看电视不超过15分钟 ⑥在提醒下，每天早晚刷牙	①每天按时睡觉和起床，并能坚持午睡 ②喜欢参加体育活动 ③不偏食、挑食，不暴饮暴食，喜欢吃瓜果、蔬菜等新鲜食品 ④常喝白开水，不贪喝饮料 ⑤知道保护眼睛，不在过强或过暗的地方看书，连续看电视不超过20分钟 ⑥每天早晚刷牙且方法基本正确	①养成每天按时睡觉和起床的习惯 ②能主动参加体育活动 ③吃东西时细嚼慢咽 ④主动饮用白开水，不贪喝饮料 ⑤主动保护眼睛，不在过强或过暗的地方看书，连续看电视不超过30分钟 ⑥每天早晚主动刷牙，方法正确

2. 教育建议

①让幼儿保持有规律的生活，养成良好的作息习惯。例如，早睡早起、每天午睡、按时进餐、吃好早餐等。

②帮助幼儿养成良好的饮食习惯。例如，合理安排餐点，帮助幼儿养成定点、定时、定量进餐的习惯；帮助幼儿了解食物的营养价值，引导他们不偏食不挑食，少吃或不吃不利于健康的食品；多喝白开水，少喝饮料；吃饭时不过分催促，提醒幼儿细嚼慢咽，不要边吃边玩。

③帮助幼儿养成良好的个人卫生习惯。例如，早晚刷牙、饭后漱口；勤为幼儿洗澡、换衣服、剪指甲；提醒幼儿保护五官，如不乱挖耳朵、鼻孔，看电视时保持3米左右的距离等。

④激发幼儿参加体育活动的兴趣，养成锻炼的习惯。例如，为幼儿准备多种体育活动材料，鼓励他选择自己喜欢的材料开展活动；经常和幼儿一起在户外运动和游戏，鼓励幼儿和同伴一起开展体育活动；和幼儿一起观看体育比赛或有关体育赛事的电视节目，培养他对体育活动的兴趣。

3. 卫生保健建议

①制定合理的一日生活时间安排并尽可能做好制度的落实。

②做好幼儿饮食习惯的健康教育工作；对于不同幼儿采取不同护理方式，做好体弱儿、肥胖儿管理。

③养成幼儿良好的口腔卫生习惯；做好口腔卫生健康教育工作；利用晨检

及时与家长沟通，督促幼儿剪指甲、纠正挖鼻孔等不良习惯；做好幼儿五官保健健康教育工作。

④注重户外活动的幼儿参与度并正确评估户外活动的安全性；依据幼儿实际运动能力投放运动材料。

（二）目标2：具有基本的生活自理能力

1. 参考标准（表5-12）

表5-12　生活习惯与生活能力的目标2

3～4岁	4～5岁	5～6岁
①在帮助下能穿脱衣服或鞋袜 ②能将玩具和图书放回原处	①能自己穿脱衣服、鞋袜、扣纽扣 ②能整理自己的物品	①能知道根据冷热增减衣服 ②会自己系鞋带 ③能按类别整理好自己的物品

2. 教育建议

①鼓励幼儿做力所能及的事情，对幼儿的尝试与努力给予肯定，不因做不好或做得慢而包办代替。

②指导幼儿学习和掌握生活自理的基本方法，如穿脱衣服和鞋袜、洗手洗脸、擦鼻涕、擦屁股的正确方法。

③提供有利于幼儿生活自理的条件。例如，提供一些纸箱、盒子，供幼儿收拾和存放自己的玩具、图书或生活用品等。

④幼儿的衣服、鞋子等要简单实用，便于自己穿脱。

3. 卫生保健建议

①依据幼儿年龄特点有意识地给幼儿提供相关技能的锻炼机会，如小班可布置一些练习拉拉链、系扣子等的墙饰，中大班幼儿可学习擦屁股、整理物品等。

②加强幼儿常规培养，加强教师及幼儿盥洗、如厕、就餐等环节的健康教育。

（三）目标3：具备基本的安全知识和自我保护能力

1. 参考标准（表5-13）

表5-13　生活习惯与生活能力的目标3

3～4岁	4～5岁	5～6岁
①不吃陌生人给的东西，不跟陌生人走 ②在提醒下能注意安全，不做危险的事 ③在公共场所走失时，能向警察或有关人员说出自己和家长的名字、电话号码等简单信息	①知道在公共场合不远离成人的视线单独活动 ②认识常见的安全标志，能遵守安全规则 ③运动时能主动躲避危险 ④知道简单的求助方式	①未经大人允许不给陌生人开门 ②能自觉遵守基本的安全规则和交通规则 ③运动时能注意安全，不给他人造成危险 ④知道一些基本的防灾知识

2. 教育建议

①创设安全的生活环境，提供必要的保护措施。例如，要把热水瓶、药品、火柴、刀具等物品放到幼儿够不到的地方，阳台或窗台要有安全保护措施，要使用安全的电源插座等；在公共场所要注意照看好幼儿，幼儿乘车、乘电梯时要有成人陪伴，不把幼儿单独留在家里或汽车里等。

②结合生活实际对幼儿进行安全教育。例如，外出时提醒幼儿要紧跟成人，不远离成人的视线，不跟陌生人走，不吃陌生人给的东西，不在河边和马路边玩耍，要遵守交通规则等；帮助幼儿了解周围环境中不安全的事物，不做危险的事，如不动热水壶、不玩火柴或打火机、不摸电源插座、不攀爬窗户或阳台等；帮助幼儿认识常见的安全标识，如小心触电、小心有毒、禁止下河游泳、紧急出口等；告诉幼儿不允许别人触摸自己的隐私部位。

③教给幼儿简单的自救和求救的方法。例如，记住自己家庭的住址、电话号码、父母的姓名和单位，一旦走失时知道向成人求助，并能提供必要信息；遇到火灾或其他紧急情况时，知道要拨打 110、120、119 等求救电话；可利用图书、音像等材料对幼儿进行逃生和求救方面的教育，并运用游戏方式模拟练习；幼儿园应定期进行火灾、地震等自然灾害的逃生演习。

3. 卫生保健建议

①做好园所安全隐患排查工作。例如，楼顶户外活动场地的安全防护、电源要设置在 1.7 米以上的位置等。

②针对幼儿年龄特点，安排不同的安全教育内容，做到健康教育有计划、有主题、有落实、有效果。

第四节　其他领域的卫生保健

一、语言领域的卫生保健

幼儿在不同年龄段拥有不同的理解与表达能力，这就要求日常卫生保健应在方式上有所不同。

（一）倾听与表达

保健医要了解幼儿不同年龄段的语言理解能力，指导教师依据孩子的特点，有针对性地进行不同方式的教育。小班应指导幼儿正确表达自己的需要，如身体不适、想要大小便等，必要时可允许幼儿配以手势。中大班可采取讨论的形式，在幼儿完整表达自己所见、所经历的基础上，诱导幼儿理解正确的健康理念。例如，想要促进幼儿饮水，可组织幼儿充分讨论饮水的好处、饮水不足的缺点及表现等，让幼儿在理解的基础上养成良好的卫生习惯。

（二）阅读与书写准备

可以通过听故事、看图书的方式向幼儿传递正确的健康知识，为不同年龄段的幼儿提供不同难度的故事及读本，如小班更适合韵律感强的儿歌和童谣，中班可选择包含健康知识的故事让幼儿讲给同伴，大班可选择图画的形式表达，也可有相关内容的自制图书。在幼儿阅读及书写发展的同时，应密切关注幼儿读写姿势是否正确、光线是否充足以及是否存在视力低常等情况。

二、社会领域的卫生保健

幼儿在社会领域的学习与发展过程是幼儿社会性不断完善并为形成健全人格奠定基础的过程，一日生活的不同环节都能体现幼儿在社会领域的发展。

（一）人际交往

幼儿园是幼儿第一次接受集体教育的地方，也是幼儿迈向社会的第一步，不同的人际交往环节都可以体现卫生保健的教育内涵。例如，在区域体育活动中，可以让幼儿自主选择活动项目，选择自己喜欢的游戏伙伴，教师可指导幼儿积极发现自身、游戏伙伴或其他幼儿的健康行为，引导幼儿建立正确的行为方式。另外，与卫生习惯相关的舞台剧及角色扮演可以促进幼儿换位思考能力的发展，通过体验所扮演角色的心情，学会学习别人的优点并改正自身的缺点。

（二）社会适应

幼儿园阶段卫生保健社会适应能力的核心是遵守基本的行为规范，这在幼儿养成教育中尤为重要。在不同的生活环节、教育行为及户外游戏过程中明确规则并引导幼儿感受规则的含义，遵从公共场所及游戏的规则，如饭前洗手、饭后刷牙或漱口、便后冲水等，好的卫生习惯将使幼儿获益终生。对于中大班幼儿，可在充分告知规则的目的后引导其自行讨论，修正规则，如进餐环节值日生的规则等，培养幼儿的责任感。

三、科学领域的卫生保健

幼儿的科学学习是幼儿在解决实际问题的过程中发现、理解事物的本质和事物间联系的过程，主要包括科学探究和数学认知。幼儿科学学习的核心是激发探究欲望，培养探究能力。在不断探究的过程中，保健医要评估教师所提供的玩具的安全性，合理平衡幼儿学习需要及卫生保健安全防护间的关系。例如，在植物观察过程中应尽量避免幼儿接触有毒或带刺的植物。

四、艺术领域的卫生保健

每个幼儿的心里都有一颗美的种子。幼儿艺术领域的学习关键在于充分创造条件和机会，这就要求在园所卫生保健环境创设和健康教育过程中要尽量为幼儿提供美的、富有艺术气息的环境材料，引导幼儿学会用心灵去感受和发现美，用自己的方式去表现和创造美。中大班幼儿在进行卫生保健相关舞台剧的筹备过程中，可自行为表演制作简单的服饰、道具或布景。

舞台剧《胖国王》与《瘦皇后》

《胖国王》和《瘦皇后》是一套图画书。《胖国王》中的国王不爱运动，爱吃零食，爱吃鸡腿、汉堡等食品，结果身体太胖了，给生活带来了很多不便；《瘦皇后》讲的是皇后天天担心国王的身体，心情不好，结果越来越瘦，经常晕倒生病。后来，他们通过公主、厨师和大臣的帮助及自己的努力，变得越来越健康。

根据这套图画书，教师们引导幼儿一起创编并表演了童话剧《胖国王和瘦皇后》。幼儿对此非常感兴趣，回到班里还在模仿剧中的人物。保健医联想到班上幼儿体格生长差异较大，于是开展了一系列健康教育主题活动。首先，通过阅读提出问题"胖国王为什么会变得这么胖，瘦皇后为什么会晕倒"，组织幼儿分组讨论。分组讨论是活动的重要一环，不仅要引导幼儿理解书中内容，还要鼓励幼儿结合自己的生活实际，想出多种办法帮助胖国王和瘦皇后，同时引导幼儿正确对待肥胖儿和体弱儿，为活动的深入做好铺垫。其次，让幼儿观看教师表演的《胖国王和瘦皇后》，让幼儿竞争报名参演，重点进行主要角色胖国王和瘦皇后的竞争，使肥胖儿和体弱儿愿意报名参与竞争，勇于挑战自己。通过竞争，肥胖儿自然去了胖国王组，体弱儿也去了瘦皇后组，他们都为自己能够竞争到剧中的主角、挑战高难度的表演而自豪。在整个舞台剧的筹备过程中，孩子们思考制作城堡等布景，制作简单的演出服饰，制作宣传海报等。演出结束后，回顾剧中主要人物胖国王和瘦皇后，让幼儿说说他们在身体不健康时是怎么做的，引导幼儿学习剧中人物坚持改变不良习惯、不怕困难的精神。最后，让幼儿为自己制订健康计划并将计划带回家，让父母参与监督。"胖国王"在大家的建议下决定不再吃零食，按照自己的计划坚持运动。孩子们还自觉地开始了比赛，看谁能坚持运动、不怕累。看到有人要放弃时，"大臣"们便会在旁边加以鼓励。"瘦皇后"在"公主"的帮助下建立了"快乐心情小屋"，让心情不好的小朋友去说悄悄话、听音乐、唱歌等；"厨师"们则在进餐过程中坚持为"胖国王"先盛一碗汤，鼓励"瘦皇后"不剩菜、不挑食。这样，角色扮演与现实生活有机结合，真正起到了潜移默化的影响作用。

【分析和提示】

幼儿的健康活动计划贯穿于一日生活。在整个活动中，幼儿一直是活动的主人，教师只是活动的支持者与引导者。通过这个系列活动，不爱运动的肥胖儿对运动有了直接的动机，运动兴趣越来越浓厚，挑食的体弱儿在大家的鼓励下也有了进步。孩子们学会了一些运动技能，学会了与人交往，学会了克服困难。

地震逃生演习

为了进一步普及防震减灾知识，使全园师生掌握应急避震的正确方法，熟悉园所紧急疏散的程序和线路，确保在地震来临时幼儿园地震应急工作能快速、高效、有序地进行，从而最大限度地保护全园师生的生命安全，减少不必要的非震伤害，幼儿园开展了地震逃生演习。通过演习，幼儿园培养了幼儿听从指挥、团结互助的品质，提高了幼儿对突发公共事件的应急反应能力和自救互救能力，使全园师幼掌握了应急避震的正确方法。

演习时，各班级组织幼儿学习了防震知识，练习了疏散避震动作，组织全园各班幼儿观看了安全防护与自护教育教学片《地震自救》，还组织全体教职工学习了《幼儿园地震应急预案》，要求全体教职工要提高认识，明确责任。演习前各班教师要加强对幼儿进行有关地震知识和演习安全知识的教育，演习时所有教职工要认真履行职责，做好安全导护工作。

随着预警铃声响起，地震逃生演习拉开了序幕。首先各班教师再次向幼儿说明演习程序和演习要求，"地震警报"信号过后，各班教师立即告知幼儿"地震了，不要慌"，并指挥幼儿紧急避险，指导幼儿双手护头，蹲在课桌下、床下或教室承重墙角落等。演习结束后，各班进行了小组讨论，同时提醒幼儿今天是演习，如果真的地震了也要像今天这样不慌不乱、积极自救。

通过此次地震逃生演习，幼儿园全体师生了解了地震发生时的应急避震知识，掌握了初步应对地震的措施和方法，师幼紧急避险、自救自护的应变能力得到了提高。今后，幼儿园将继续开展一系列安全教育活动和安全演习活动，并将此类活动作为幼儿园教学的重要组成部分。

【分析和提示】

《3—6岁儿童学习与发展指南》要求幼儿应知道基本的防灾知识，幼儿园应教给幼儿简单的自救和求救方法。例如，记住自己的家庭住址和电话、父母的姓名和单位，一旦走失时知道向成人求助并能提供必要信息；遇到火灾或其他紧急情况时，知道要拨打110、120、119等求救电话。可以利用图书、音像等材料对幼儿进行逃生和求救方面的教育，并运用游戏模拟练习。幼儿园应定期进行火灾、地震等灾害的逃生演习。

第六章 幼儿园保健医重点工作 流程图解

　　为使保健人员尤其是新上岗的保健人员能够尽快熟悉、掌握卫生保健主要工作内容，明确工作程序，提高工作效率，从而提升幼儿园卫生保健整体管理水平，本章通过作者多年的实践，将卫生保健工作包含的儿童膳食管理、幼儿体格锻炼中的户外活动监测、体质测试、肥胖儿管理、五官保健、卫生与消毒、传染病预防与控制、健康教育、预防接种管理、健康检查、幼儿疾病与意外伤害的处理、验收考核等主要工作进行梳理归纳，以流程图的形式呈现，希望能带给大家一些启迪。

一、儿童膳食管理

　　学龄前儿童生长发育迅速，合理的膳食营养是保证幼儿身心健康成长的物质基础，平衡膳食（全面、均衡、适量）是摄取合理营养的唯一途径。加强幼儿园集体伙食的卫生科学管理，可以保证儿童得到合理平衡膳食，杜绝食源性疾病的发生，促进儿童健康成长。儿童膳食管理工作流程见图 6-1，包括食堂管理（图 6-2）、库房管理（图 6-3）、营养膳食管理（图 6-4）和进餐管理（图 6-5、图 6-6）几个方面。保健人员要积极协助园长加强对炊管人员的宣教和督查，严格执行食品卫生法，保证采购、进货、验收渠道正规，储存、加工、制作卫生规范，民主管理，账目公开，确保幼儿膳食安全、卫生、营养。为幼儿提供优质平衡的营养膳食，帮助幼儿从小养成健康的饮食行为和生活方式，使他们乐于尝试多种食物，接受多种食物，获得丰富的营养，健康快乐地成长，是保健人员不断追求的目标。

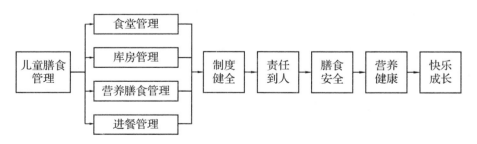

图 6-1　儿童膳食管理工作流程

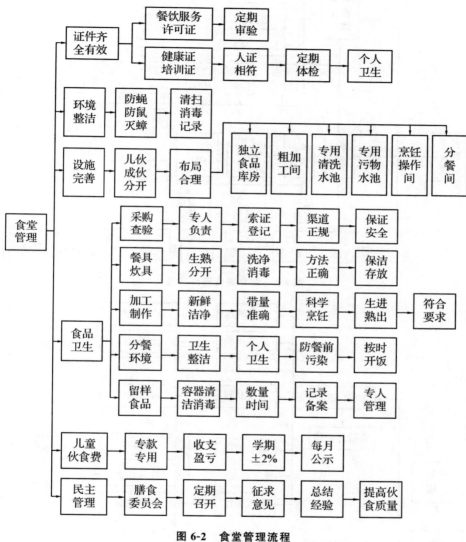

图 6-2　食堂管理流程

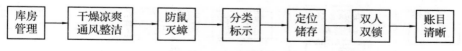

图 6-3　库房管理流程

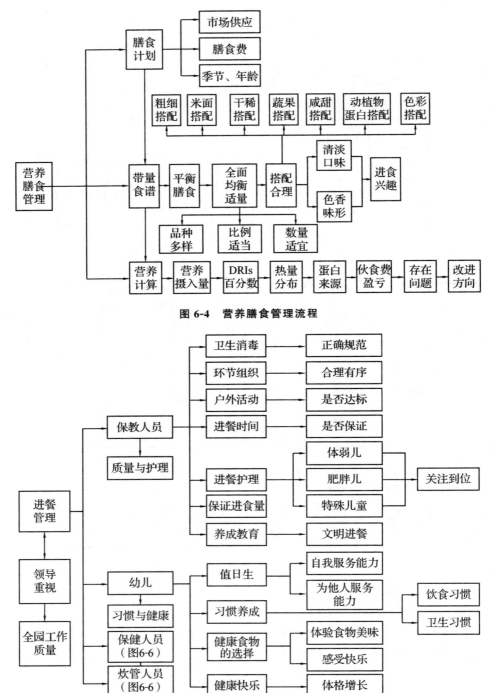

图 6-4　营养膳食管理流程

图 6-5　进餐管理流程（1）

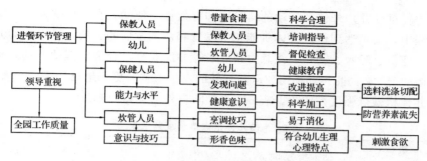

图 6-6　进餐管理流程（2）

二、幼儿体格锻炼中的户外活动监测

儿童体格锻炼是指利用日光、空气、水等自然因素，结合日常生活护理，促进儿童生长发育的一系列促进措施。体格锻炼能够促进儿童生长发育，增强儿童体质，提高抗疾病能力，同时培养儿童良好的品德，养成锻炼身体的良好习惯。体格锻炼的内容包括游戏、体操、体育活动等。保健人员应参与制订儿童体格锻炼计划，督促保教人员按计划执行情况并进行相应检查，负责对体格锻炼的内容、运动量、用具、场地等提出相应的卫生要求，进行医务监督，预防运动创伤。具体流程参见图 6-7。

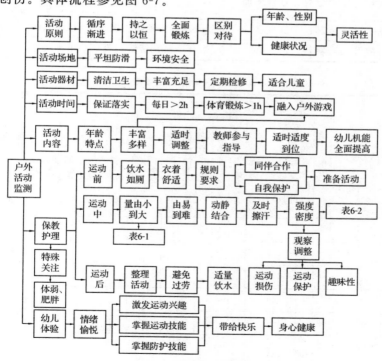

图 6-7　户外活动监测流程

为促进幼儿户外体育活动的科学性和有效性，使幼儿在参加户外体育活动的过程中，真正达到促进身体机能正常发育和协调发展的目的，可以从幼儿的面色、汗量、呼吸、动作、注意力和情绪等方面观察，合理掌握幼儿的运动强度和运动密度，防止运动损伤和运动意外的发生，从而更好地指导工作。表 6-1 为幼儿体格锻炼强度判定表，表 6-2 为某园户外活动检查表。

表 6-1　幼儿体格锻炼强度判定表

活动状态	观察指标	适度疲劳	中度疲劳	过度疲劳
活动中	面色	稍红	相当红	十分红或苍白
	汗量	不多	较多（肩部优）	大量出汗（躯干优）
	呼吸	中速稍快	显著加快加深	急促、表浅、节奏紊乱
	动作	协调、准确、步态轻稳	协调性、准确性和速度均降低	动作失调，步态不稳，用力颤抖
	注意力	注意力集中，反应正常	注意力不够稳定，反应力减弱	注意力分散，反应迟钝
	情绪	情绪愉快	略有倦意	精神疲乏
活动后	饮食	食欲好，饮食增加	食欲一般，食量略下降	食量明显少，没有食欲，甚至恶心、呕吐
	睡眠	入睡快，睡眠良好	入睡慢，睡眠一般	很难入睡，睡眠不安
	精神	爽快，情绪好	略有不振，情绪一般	精神恍惚，厌倦练习

表 6-2　户外活动检查表

日期	班级	活动时间	活动内容	面色		汗量		呼吸		动作		注意力		情绪			带班教师	肥胖儿锻炼	保育教师	强度评价
				稍红	两者之间	十分红或苍白	不多	较多	大量出汗	中速稍快	显著加深加快	急促表浅节奏紊乱	动作协调步态轻稳	两者之间	动作失调步态不稳	集中、反应正常	两者之间	分散、反应迟钝	愉快	倦意	疲乏				
大一																									
大二																									
大三																									
大四																									
大五																									
小结：																									

三、体质测试

体质测试是身体在运动中表现出来的力量、速度、耐力、灵敏性、柔韧性以及走、跑、跳、掷等素质指标和身体运动能力的综合表现，其测试指标包括身体形态和身体素质两类，主要是通过体质测试了解幼儿的身体发育情况和幼儿身体、动作的协调发展水平，然后利用幼儿感兴趣的方式，发展幼儿的基本动作，提高幼儿动作的协调性、灵活性以及平衡性，挖掘潜力，极大地提高幼儿的运动能力，为孩子的运动能力和良好的运动习惯打下基础。

幼儿园应注重将体质测试内容融入幼儿户外活动游戏。对测查成绩的分析可以反映幼儿的上下肢力量、平衡协调能力和柔韧性水平，找出本园儿童（各个班级及单项成绩低于 2 分的儿童）目前存在的优势及不足，反馈给园领导及班主任教师（家长），在今后的日常工作中，制订相应的工作计划，有的放矢地加强薄弱环节及对个别儿童的关注，家园配合，使儿童在原有水平上得到提高。在测试时，应注重幼儿的测试过程，淡化成绩，保证数据的真实性。具体流程见图 6-8。

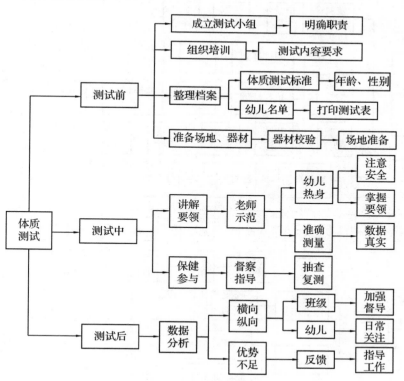

图 6-8 体质测试流程

四、肥胖儿管理

儿童肥胖影响儿童生理及心理的正常发育，与成年以后的高血压、冠心病、糖尿病关系很大，应加以重视，及早预防，可从饮食、运动和生活方式等方面对肥胖儿童进行干预。图 6-9、图 6-10 为某园对肥胖儿童进行管理的全过程，包括幼儿园管理和家园合作管理两部分。

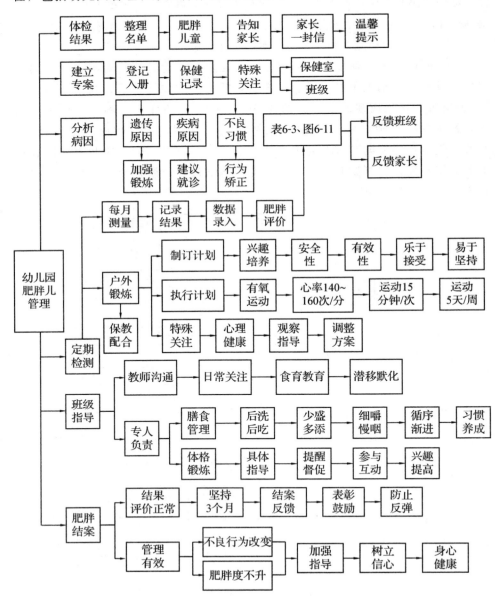

图 6-9 幼儿园肥胖儿管理流程

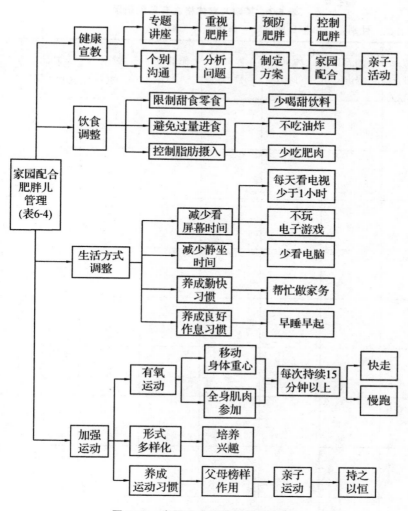

图 6-10　家园配合肥胖儿管理流程

保健人员每个月（相对固定时间）为儿童测量一次身高和体重并输入计算机，可以得到对儿童肥胖度的评价（表 6-3），按照测量的体重数据在儿童肥胖度曲线图（图 6-11）上标记。连续测量几次后，将这些点连接起来的曲线就是体重曲线图，能够直观反映儿童体重的动态变化，这样与教师和家长沟通起来更具说服力。

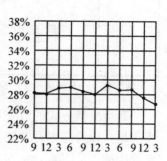

图 6-11　儿童肥胖度
曲线图表

143

表 6-3　某园儿童体格发育监测记录

姓名：　　性别：　　出生日期：　　班级：　　编号：

检查日期	身高（cm）	体重（kg）	W/H评价	肥胖度（%）	腰围（cm）	血压（mmHg）	备注

注：每 3 个月测试一次，每次监测记录间隔不超过 3 天。

　　儿童生活方式的改变是控制体重的关键。家长可以通过每天记录孩子的点滴变化，以身作则，共同参与亲子运动，改变不良的生活、饮食习惯，最终建立健康的生活方式，从而实现对儿童肥胖的长期控制。表 6-4 是某园儿童家庭情况记录表。

表6-4　某园儿童家庭情况记录表

姓名：　　　性别：　　　出生日期：　　　班级：　　　年　　月

记录内容		1	2	3	4	5	6	7	…	30	31
饮食	吃过晚餐回家后限量饮食										
	没喝甜饮料										
	没吃洋快餐或油炸食品										
	没吃膨化食品或糖果										
	没吃巧克力										
运动	爬三层楼梯										
	步行一站地										
	跳绳、蹦高										
	骑小自行车										
	家长与儿童亲子运动										
生活习惯	按时起床										
	按时睡觉										
	吃东西时细嚼慢咽										
	吃饭后马上去漱口										
	早晚认真刷牙										
	看电视时间在20～30分钟										
	自己的事情自己做										
	帮助家长做事情										

注：1. 家长根据儿童的表现进行评比，表现良好在格内画"★"，表现欠佳画"○"，未完成则空着。

2. 家长认真填写，完成后交给班级教师。保健医每月监测儿童身高体重，对表现突出的儿童给予奖励。

五、五官保健

（一）口腔保健

口腔保健对促进幼儿身心健康的发展，起到了非常重要的作用，具体工作流程见图6-12和图6-13。

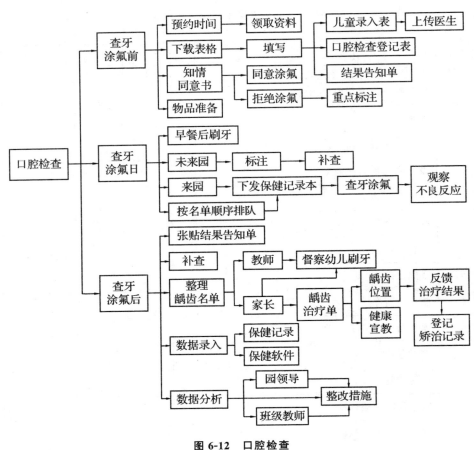

图 6-12　口腔检查

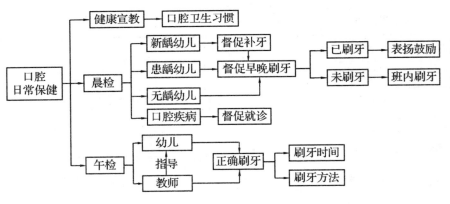

图 6-13　口腔日常保健

（二）眼保健

0～6 岁的儿童正处于视力的发育期，因此视力保健对幼儿起到极其重要的作用，具体工作流程见图 6-14 和图 6-15。

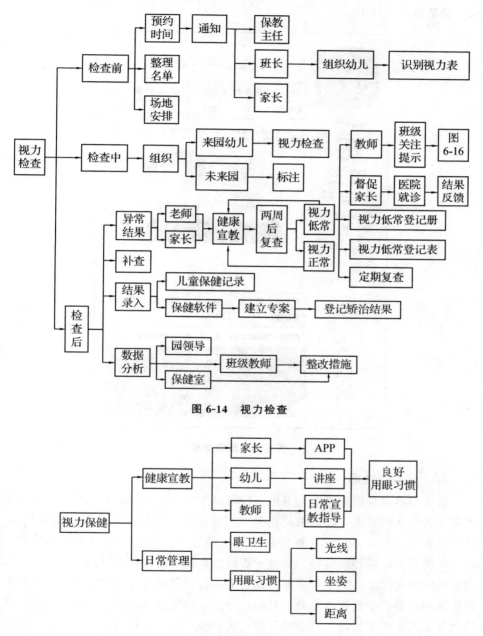

图 6-14 视力检查

图 6-15 视力日常保健

图 6-16 为班级内张贴的海报，海报上有需要关注的视力低常幼儿和龋齿幼儿的姓名，提醒教师关注名单上幼儿的用眼卫生习惯，改善视力低常，关注龋齿幼儿刷牙，检查并指导幼儿正确刷牙，帮助幼儿养成良好的生活卫生习惯，预防龋齿的发生。

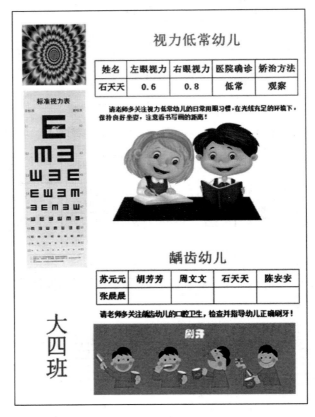

图 6-16 班级海报

六、卫生与消毒

卫生与消毒是指加强个人卫生与环境卫生管理，做好消毒工作，预防疾病尤其是传染病的发生。托幼机构内幼儿高度密集，是传染病的重点防控场所。做好日常卫生与消毒工作，贯彻预防为主的方针，为儿童创设良好的生活环境，切断病原体的传播途径，对预防疾病的传播有着极其重要的意义。卫生与消毒的内容包括个人卫生与消毒、饮食卫生与消毒及环境卫生与消毒。正确配制化学消毒剂，明确消毒对象、目的，是保证消毒效果的关键因素。日常卫生与消毒是儿童安全生活、身心健康的有效保障，除了要加强饮食卫生外，还要及时对物体表面和幼儿用品进行消毒。具体工作流程见图 6-17 和图 6-18。

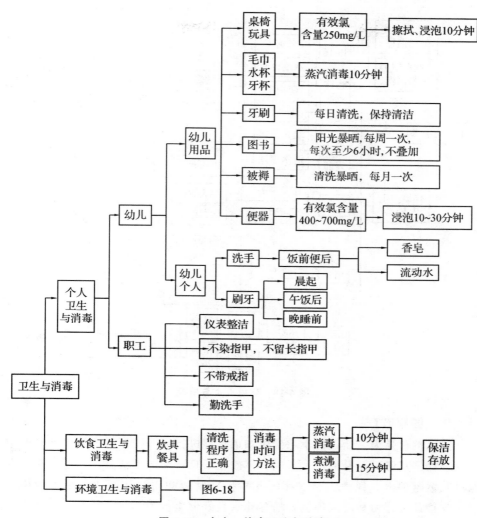

图 6-17　个人、饮食卫生与消毒

七、传染病预防与控制

　　幼儿园是儿童密集的地方，一旦发生传染病容易造成流行，必须加强传染病的管理，确保儿童健康。幼儿园传染病预防与控制的内容包括预防措施、发生处置、痊愈入园手续。日常工作的重点是严格执行传染病管理制度，控制传染病的续发，定期检查执行情况，做到六早（早预防、早发现、早报告、早诊断、早隔离、早治疗），把好三关（晨午晚检关、入园体检关、消毒隔离检疫关），抓好三个环节（控制传染源、切断传播途径、保护易感人群）。具体工作流程见图 6-19。

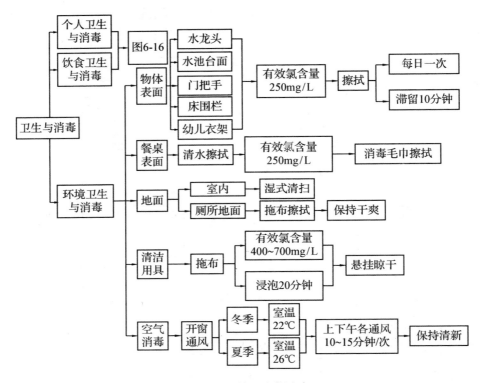

图 6-18　环境卫生与消毒

八、健康教育

健康教育是为了让人们学习健康知识，促进行为改变而进行的有计划的活动及过程。其着眼点是促进个人或群体改变不良行为与生活方式，通过有计划地对儿童监护人、保教人员、在园儿童传播健康知识，从而达到更新健康观念，改善日常行为和周围环境，培养儿童良好健康行为，保障幼儿身心健康发展的目的。

健康教育的内容包括膳食营养、心理卫生、疾病预防、儿童安全、早期教育以及良好行为习惯的培养等。健康教育的对象应该包括教职工、家长以及幼儿。保健人员应根据本园幼儿生长发育的实际情况、季节变化及传染病流行趋势，在日常工作中积极与相关人员沟通，制订本园切实可行的健康教育计划。可根据对象、时间、地点的不同采取多种形式（深入教师、走进幼儿、服务家长、面向社区等）、内容丰富的健康宣教活动，保健医行使管理职能并积极参与，注重宣传培训与检查指导，并随时注意材料的收集和分类整理，提高教师、家长及幼儿的保健意识，保教结合，家园配合，培养幼儿养成良好的生活行为习惯，保障幼儿身心健康发展。具体工作流程见图 6-20。

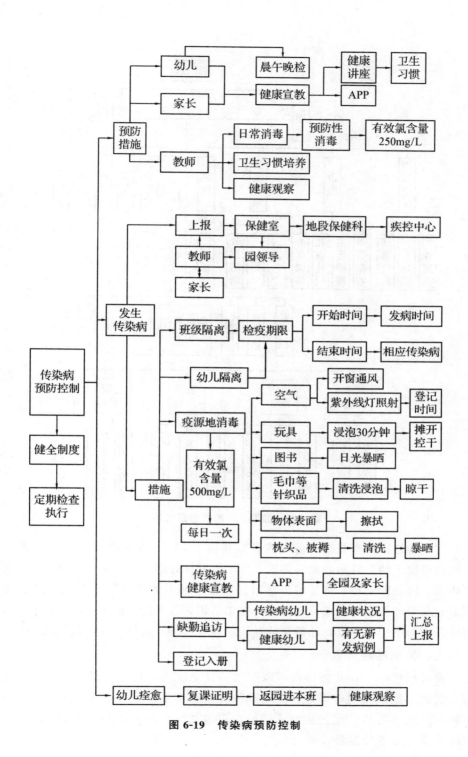

图 6-19 传染病预防控制

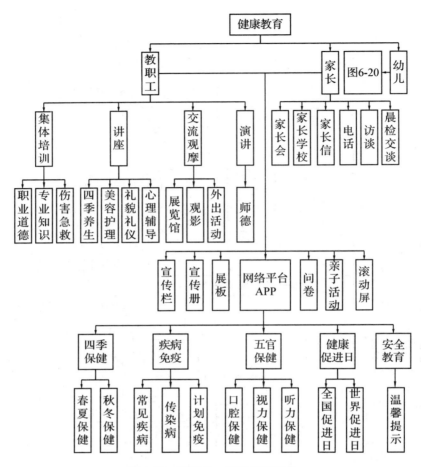

图 6-20 教职工、家长健康教育

幼儿的健康教育是终身健康教育的基础。《3—6岁儿童学习与发展指南》中明确提出了幼儿健康的重要标志，即"发育良好的身体、愉快的情绪、强健的体质、协调的动作、良好的生活习惯和基本的生活能力"。幼儿健康教育是根据幼儿身心发展的特点，提高幼儿健康认识，改善幼儿健康态度，培养幼儿健康行为，维护和促进幼儿健康的系统的教育活动，具体工作流程见图 6-21。

九、预防接种管理

通过接种疫苗，儿童体内可以产生特异免疫力，保护儿童不受相关病原微生物的感染而发病，以达到控制某种传染病发生和流行，最终消除或消灭某种传染病的目的。预防接种管理的内容包括建立预防接种管理制度，认真完成儿童计划免疫接种工作。

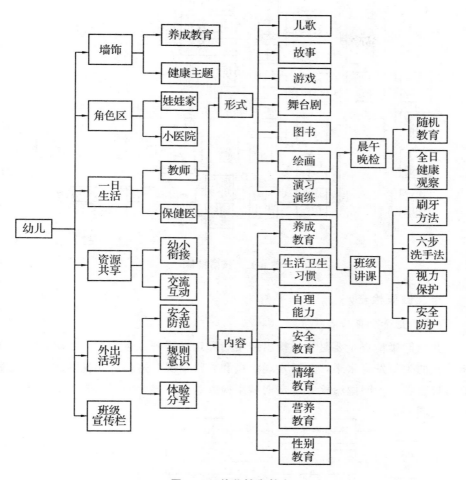

图 6-21　幼儿健康教育

　　每年新生幼儿入园报名或转园幼儿转入时，幼儿园要收取其预防接种证并认真查验，发现计划免疫程序不全时，追寻原因，督促家长及时补种（禁忌证者家长签字备注）。查验接种证是幼儿园的长期、定期、常规工作，是减少幼儿园突发事件的必要措施之一，应由专人负责。保健人员要督促家长按免疫程序和要求完成儿童预防接种工作，配合疾病预防控制机构做好在园儿童常规接种、群体性接种和应急接种工作，监护人、教师和保健人员要注意观察接种反应，在儿童免疫规划疫苗接种情况登记表上做好登记工作，统计上报，杜绝错种漏种事故发生。做好预防接种工作可以有效地减少幼儿园传染病的发生（图6-22）。

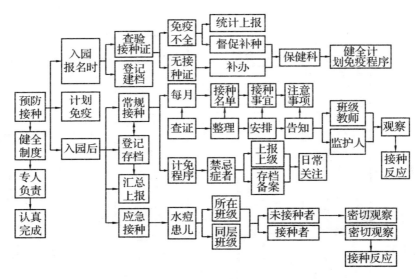

图 6-22　预防接种

十、健康检查

（一）儿童健康检查

儿童健康检查主要是为了检出传染病和定期了解儿童的健康状况，掌握在园儿童的生长发育水平，及时发现疾病和异常情况并进行针对性的防治。儿童健康检查包括入园健康检查、定期健康检查和晨午晚全日健康观察。具体工作流程见图 6-23。

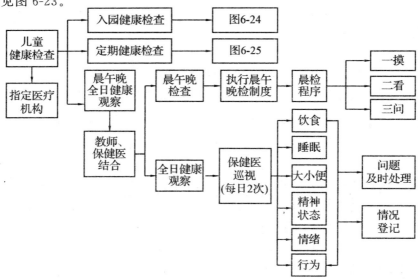

图 6-23　儿童健康检查

1. 入园健康检查

入园健康检查是指儿童入园前到指定的卫生医疗机构进行的体检，是儿童入园的必需条件，除了能检出传染病，防止将传染病带入园所之外，还能了解准备入园儿童的生长发育及健康状况，同时判断幼儿能否适应集体生活。具体工作流程见图 6-24。

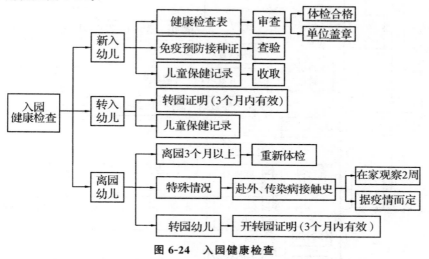

图 6-24 入园健康检查

2. 定期健康检查

儿童定期进行健康检查能够较好地了解儿童的健康状况，掌握在园儿童的生长发育水平，及时发现疾病和异常情况并进行针对性的防治（图 6-25、图 6-26）。

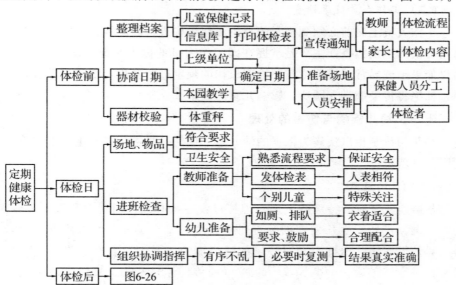

图 6-25 定期健康检查（1）

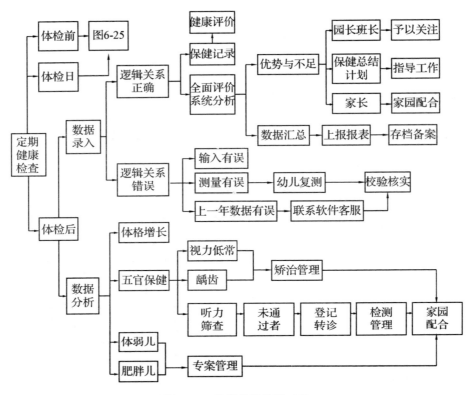

图 6-26　定期健康检查（2）

（二）工作人员健康检查

工作人员上岗前必须到指定的卫生医疗机构进行健康检查，同时还要接受每年一次的定期检查，主要是掌握在园工作人员的健康状况（图 6-27）。检查结果如果出现异常，应严格按照检查机构的规定进行复检，结果正常后方可上岗，杜绝将传染病带入园所，影响儿童的健康。

十一、幼儿疾病与伤害的处理

幼儿初诊是指以疾病为依据的幼儿患了任何一种疾病或发生伤害，第一次到医务室就诊。

（一）目的及意义

学龄前儿童有着特殊的生理心理特点：好奇心强，判断力和识别力较差，伤害多发；正处于生长发育的关键时期，生长发育迅速，但机体发育尚未完善，对外界疾病的抵抗力和对环境的适应能力不足，容易受外界各种疾病干扰，影响身体健康。幼儿园又是儿童（弱势群体）密集、集体生活学习的场所，一旦发生疾病很容易造成传播和流行。学龄期是儿童生活行为习惯养成

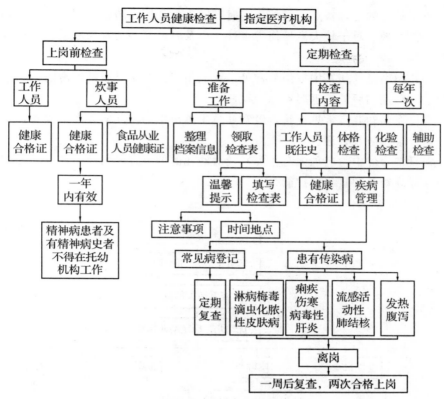

图 6-27　工作人员健康检查

的关键时期，儿童健康备受社会和家庭的关注。所以，幼儿初诊成为幼儿园卫生保健工作的重点内容之一，也是幼儿在园内健康快乐成长的保障。快速准确鉴别处理幼儿症状及体征，需要保健医具备较高的业务能力，同时能为患病幼儿赢得宝贵时间。幼儿初诊流程不仅可以为保健医提供诊疗方案，同时可以为快速处理突发性事件提供依据。

（二）幼儿初诊注意事项

发热、呕吐、腹痛、皮疹为幼儿常见疾病症状，应在安抚幼儿情绪的同时准确鉴别，妥善处理。

应该注意对传染性疾病、过敏性皮炎以及蚊虫叮咬皮疹的鉴别。一旦发现传染性疾病的早期症状，应及时做好隔离、消毒、检疫及上报工作。

对有高热惊厥史、药物食物过敏史等病史的特殊儿童，应加强日常关注和生活护理，做到预防为主，早发现，早处理，早沟通。

对于腹痛患儿应注意与心因性腹痛进行鉴别。对于心因性腹痛，应查明原因，安抚幼儿，取得幼儿的信任，保教配合，家园配合，使幼儿症状得到缓解。

由于幼儿的生理特点，意外伤害时有发生。我们在防范的同时，应做到及时、妥善处理。对于较大意外伤害事件，应及时就医并与家长联系，获得家长的配合与谅解。

幼儿园内意外伤害中擦伤最常见，我们不仅需要指导教师注意防范，还需要教会教师擦伤后的护理要点。

鼻出血为幼儿园常见症状，经常非自主鼻出血的幼儿应去医院检查，明确病因，及早预防及处理。

在日常保健中，应加强对教师以及对幼儿的健康宣教力度，培养幼儿安全意识，提高幼儿的自我保护能力。

（三）医务室接诊流程——初诊（图 6-28～图 6-31）

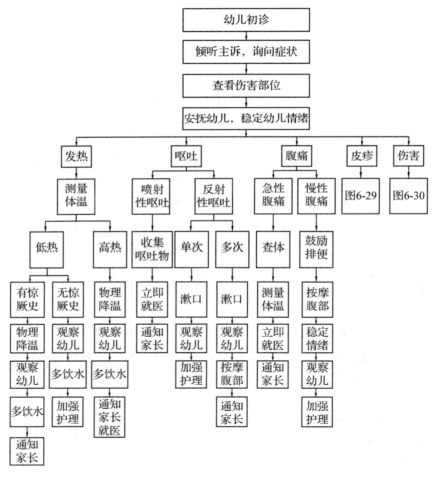

图 6-28　医务室接诊流程——初诊

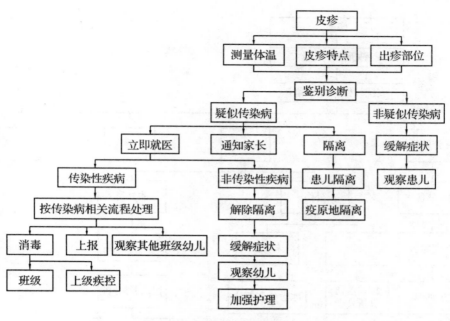

图 6-29　皮疹的医务室接诊流程

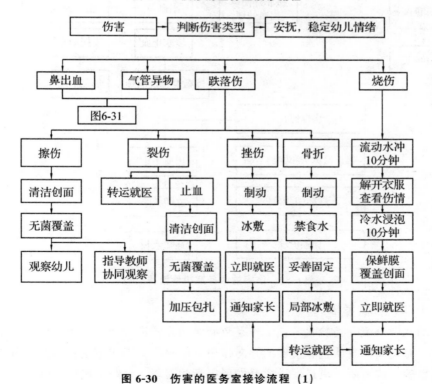

图 6-30　伤害的医务室接诊流程（1）

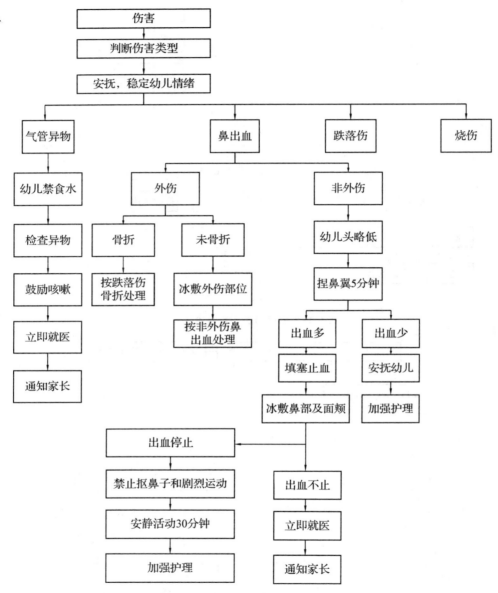

图 6-31　伤害的医务室接诊流程（2）

十二、验收考核

　　幼儿园分级分类验收考核工作是政府对幼儿园进行管理和质量监控的重要手段，对提高保教质量有重要的导向作用。验收考核工作不仅是幼儿园分级分类质量核定的需要，更是促进质量发展提高的需要，是制度建设保障幼儿园可持续发展的需要，是规范和科学管理幼儿园的需要。

幼儿园每年都要接受上级行政部门的分级分类验收考核，其中卫生保健工作在分类验收考核中占有较大比例。为了方便保健医更明确验收考核流程和验收过程中应该准备的各项材料以及应注意的细节，在验收考核时做到心中有数，有的放矢，特将验收考核要点归纳如下（图 6-32）。

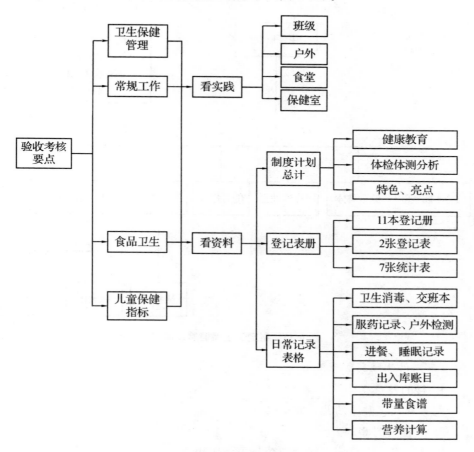

图 6-32　验收考核要点

（一）卫生保健制度

卫生保健制度是幼儿园卫生保健工作正常运转的保证。健全完善的卫生保健工作制度，可以有效地保证幼儿园这个特殊群体在实施集体保育和教育阶段幼儿的身心健康与安全，切实提高托幼机构卫生保健工作的质量，促进幼儿全面发展。在制定卫生保健制度的过程中要注意以下几个方面（图 6-33）。

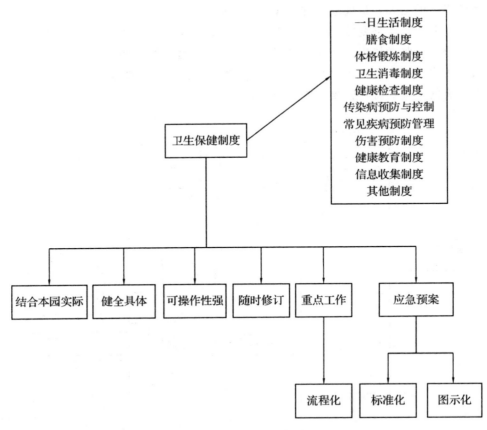

图 6-33　制定卫生保健制度流程

（二）幼儿服药管理流程

1. 目的及意义

服务家长，健康幼儿，安全第一。

2. 内容（图 6-34）

①抗生素、中草药、保健类药品不予服用。

②非注册医师（教师）要遵医嘱（家长的临时委托性文字）给幼儿服药，服药时要进行"三查四对"。

③鼓励幼儿自己吃药，幼儿哭闹时不予喂药，以免呛入气管，服药后要观察幼儿的反应，发现问题及时处理。

④幼儿离园时教师可与家长简单交流幼儿的服药情况。

⑤家长、接药人、收药人、第一次喂药人、第二次喂药人要及时签字，确保幼儿的安全与健康。

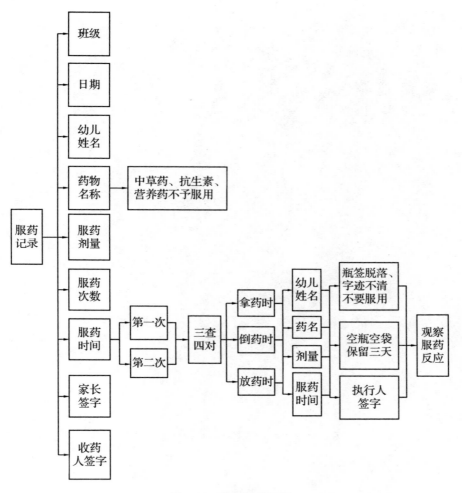

图 6-34　服药管理流程

后　记

《幼儿园保健医工作指南》的完成是团队集体智慧的结晶。

本书编写经过反复讨论、精心修改，共历经四个阶段：第一阶段为准备阶段。2015年3月组建编写团队，启动《幼儿园保健医工作指南》的编写工作。在此阶段，经编写人员共同反复讨论，确定了写作框架、各章主要内容以及主要编写者，主编负责全书的编写等协调以及统稿工作。第二阶段为推进阶段。2015年8月，在准备阶段形成初稿的基础上，由主编带领团队对全书各章的写作体例、行文风格、具体内容进行了进一步的讨论，并确定各章下一步修改的具体方向。第三阶段为完善阶段。2015年12月，在前一阶段的基础上，由主编带领团队逐字逐句对各章的用词、逻辑、观点、素材、图表、格式、依据等进行修改和提升。为进一步丰富本书内容，根据主审建议增加了第六章。第四阶段为审定阶段。2016年5月，根据编辑老师的审稿意见，编写人员对书稿进行了进一步的细致修改与完善，再交由主审通读、审阅，最后由主编终审和定稿并最终呈现给大家。

随着编写过程的推进，我们越发感到做好幼儿园卫生保健工作责任重大、意义深远，高素质复合型人才方能胜任。我们也深知随着幼儿以及家长需求的提升，特别是在社会信息化发展突飞猛进、卫生保健工作也越来越多地运用信息技术的今天，保健医的工作也应该与时俱进，不仅要享受信息化带来的便利，而且要深入思考和分析信息化技术收集的各种健康数据，敏锐捕捉本园儿童健康问题的变化，认真钻研，大胆创新，更新卫生保健管理工作计划，力求将自己的岗位职责发挥得尽善尽美。

送人玫瑰，手有余香。我们通过辛勤的劳动、专业的服务使一届又一届的孩子健康活泼地进入学校，这是对辛劳最好的回报。放眼未来，幼儿园卫生保健工作对保健医提出的要求越来越高，但始终不变的是保健医肩负的使命。童年只有一次，成长不能重来，让我们共同用爱心、耐心、细心和责任心为孩子的童年撑起一片天空！

鸣谢：

北京市西城区棉花胡同幼儿园

北京市西城区洁民幼儿园

北京市公安局幼儿园

北京市西城区三教寺幼儿园

北京宣武回民幼儿园

北京市西城区三义里第一幼儿园

北京市西城区名苑幼儿园

北京市西城区马连道幼儿园

北京市西城区汇佳幼儿园